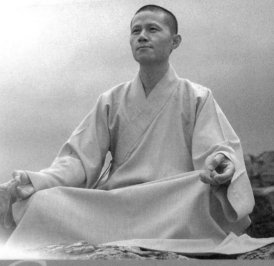

抗癌

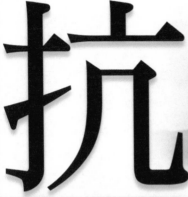

Cancer
Air Food
Water

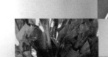

［飲食、空氣、水與健康］

正德慈善醫院創辦人
常律法師◆編著

【序言】

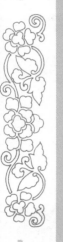

　　常律法師悲天憫人，以其創辦正德慈善中醫院接觸眾多癌症病患之經驗，因不忍眾生為此惡疾所苦，矢志發心鑽研防癌飲食養生之學說多年，並於美國求學期間，特費頗多時間心血，研究蒐集最新最正確的癌症飲食營養醫學新知，並訪談百人以上之防癌養生寶貴經驗，彙集成書，提供大眾飲食防癌治病養生之道。

　　師父並不辭辛勞的於全省各縣市巡迴演講，殷殷提醒世人，要戰勝癌症、擊敗病魔，有法可循。此書內容即為常律法師巡迴演講之精闢內容，難聞難逢，不可錯失。並請用心讀完本書，並付諸行動，絕對保證你不會得患癌症，健康又長壽。

　　這本書編輯過程相當辛苦感人，師父為便於收編整理各種相關癌症飲食醫學資料，年已過半百之齡，不顧身體虛弱及心臟病，仍辛苦的學習電腦打字，一面思惟，一面一字字的繕打校正，因打的速度慢，相當費時費力，整本書全由師父自編自校自打，完全不假手別人，每日身體長久曝露於電腦輻射前，每次打完字後，令師父整個人昏沉難過，一年下來，整個臉都黑掉了，長時間打電腦會令人臉色變黑，此為輻射之傷害，聞之真令人感動與不捨。

　　師父如此辛苦，就如師父所言，就是為了要呈現最完整充實的資訊，提供大眾研究，而令大家能達防癌健身之功，希望大眾能體恤師父之辛勞，研讀本書後能好好照顧身體，師父辛苦都值得。

　　希望你能以感恩的心、恭敬的心好好用心研讀本書，免辜負師父的菩薩大慈悲心，阿彌陀佛！

癌症非絕症

　　師父於數年前，巡迴全國各縣市演講防癌養生之道，當時即發願欲編寫攸關防癌養生之道書籍，提供大眾正確新知的飲食醫學觀念，期能防癌健身，不受病魔之苦，因忙於道務，緩至今日於美求學之際，便得花費時日，苦心收集研究整理更充實正確新知的防癌飲食營養醫學資料，並以個人數年來開設多家正德慈善醫院，所接觸多位癌症病患親身治癒經驗談中，將所獲得寶貴的防癌之道，茲全部收納編纂於本書中。冀大家細心閱讀，並實踐於日常生活之中，定得健康之身，免除病痛。

　　佛於涅槃經中曰：「人八相為苦，所謂生苦、老苦、病苦、死苦、愛別離苦、怨憎會苦、求不得苦、五陰熾盛苦。」後者為執著妄想所產生的心靈之苦，前者生老死為生理自然法則，唯有病苦，是由己身造作而成的，是為實苦，是可避之防範之苦。

新陳代謝失常、毒素侵害、血液循環不良，是導致疾病三種因素

　　身體是由多種化學元素所組成，因體內新陳代謝失常、毒素侵害、血液循環不良三種因素而導致疾病，故能恢復正常新陳代謝功能、排除毒素、血液充滿氧氣則能健身治病。二千五百年前，「醫學之父」希臘的希波克拉底，就是一位自然食物療法醫師。他以斷

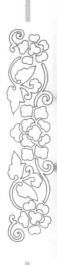

食、營養、草藥、空氣、陽光、水為病人處方。他認為，癌症是種全身系統性疾病，最後以局部腫瘤表現出來。他的療法就是食物營養療法，他說：「你的食物就是你的藥物；你的藥物必是你的食物。」

Your food what are your medicine, your medicine what are your food.

所謂百病從口而入，人之疾病皆因飲食無節無度所衍生，若加上不良的生活飲食習性，及長期的精神壓力、苦惱、憂煩，則易生長癌症，輕則可治，重者喪命。

世界數位治癌醫生研究報告，癌症百分之八十皆由不當飲食所引起，平時人們攝取過多精製食品、肉類、乳、蛋、脂肪、化學添加物、農藥，抽煙、喝酒、飲咖啡、喝濃茶、嚼檳榔、飲可樂沙士，長時間曝露於電器品輻射線，或熬夜失眠，秒秒呼吸多種化學的污染空氣，時時飲用不乾淨的水，長期缺乏礦物質、維生素多種有益營養素，生活作息糜爛無度，全力追求物質名利色慾，精神長期苦惱壓力，身體終將崩潰，無醫無救。

台灣人得癌率爲亞洲之冠，服藥量爲美國人的八倍，肝病是世界的七倍，爲世界之冠

台灣國人，現得癌率可謂亞洲各國之冠，醫院每日人滿爲患，

國人服用西藥量為美國人的八倍，罹患腎臟病、肝病是世界各國的七倍，為世界之冠。身體只有一個，大家不好好愛惜，若得了重病，非但自己受苦，全家人亦是受苦不堪。一個相當簡潔邏輯的道理，一人得癌，全家皆得，一人得的是肉體上的癌，而全家人所得的是精神上煎熬的癌，其痛苦絕不亞於癌症之人。為免除家人痛苦，千萬小心癌症的降臨，希望大家好好保養身體，注意平時飲食健康，否則，癌症定會剝奪你全家人的幸福而絲毫不留情的。

　　若一旦不幸染上癌症，將如何消滅癌症，就是馬上停止呼吸污染的空氣，停止食用精製的食物，停止攝取過量的高蛋白油脂，停止吃食魚、肉、乳、蛋，改吃天然而未經加工處理過的蔬果五穀食物，常食含高酵素食物的防癌聖品，麥草、藍藻、蜂膠、鳳梨、木瓜、蘋果、酪梨、水果醋等天然食物。停止追求高度的物質享受，要具有知足常樂的人生觀、虔誠度的信仰宗教、呼吸新鮮空氣、飲用純淨清水、常接近大自然、多運動大量出汗，就可消除癌症的威脅，不是我們治癒了癌症，而是我們消除了癌症存在的因素。雖是短短數語，卻是師父花費多年時間心血的研究心得。

有信心即可戰勝癌症，若你先放棄生命，生命就放棄了你

　　長時間採取緩兵柔和招降戰術的防癌六步驟：

　　師父以多年研究癌症之心得，願歸納三點寶貴的結論如下：

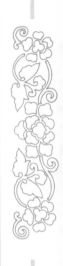

一、癌症非絕症，若屬絕症，則無藥無醫，無救無歸，無人得治，然以多位癌症治癒者事實，可證明癌症定非絕症，僅是一種難治的慢性病矣。故罹患癌症者，萬萬不可絕望、沮喪、憂愁，否則無救；當你能保持平靜的心，去面對癌症，癌症自能得治，記住一句話，「有信心即可戰勝癌症，若你先放棄生命，生命就放棄了你。」

二、癌症是一種全身性器官中毒症，及全身性細胞缺氧症，萬萬不可採用西醫開刀（砍）、化療（燒）、西醫化學藥物（下毒）的霸道法治療，縱使僥倖得治，僅侷限治標不治根，癌病毒仍潛伏體內，加強戰力，伺機作亂，若再次作亂，來勢凶猛，銳不可當，必然無救。應長時間採取緩兵柔和招降戰術的防癌六步驟：餐餐食用天然食物、秒秒呼吸新鮮空氣、時時飲用乾淨泉水、日日過著正常生活、常常保持平靜心情、多多外出健行運動，以加強體內的抗體戰鬥力，緩慢逐步地消滅癌病毒。達到全面勝利，將全部癌病敵，驅逐體外，不留絲毫，方可謂徹底治癒癌症。

三、佛說，人得重病，皆有其因果，多因宿世殺生所報，此時此刻得依宗教修行之力量，往往可獲不可思議感應力量，透過懺悔行善之力，消除業障病因，得除重病之果，以行布施、放生、念佛、拜佛、誦經、打坐之法，累積功德，迴向累世殺業，定可災消病除，癌症得治。

重生之後，你將感謝這位癌症好友的考驗，令你重生，徹底改

變生命的價值觀，成為一位有修有德的佛弟子，令重生之後的生命，更加光明璀璨吉祥，來世可得生西方淨土，永脫輪迴之苦。

　　正德慈善醫院高雄總院，三年前約有二百多位義工，一年內竟然有十五人因癌症而往生，著實讓師父至為難過與不捨！師父不捨眾生因癌而死，因此發心鑽研防癌之道，努力閱讀、勤做筆記、請教專家，看到眼花，寫到手軟，無非是心懷眾生病苦，所以師父成就你們，你們也成就師父。

　　師父為便於收編整理各種相關癌症飲食醫學資訊，年已過半百之齡，不顧身體虛弱及心臟病，仍辛苦的學習電腦打字，一面思惟，一面一字字的繕打編輯校正，因打的速度慢，相當費時費工，整本書籍，自編自校自打，完全不假手於人，每日身體曝露於電腦輻射前數小時，每次打字後，整個腦部昏沉，心悸難過，一年下來，整個臉都變黑，長時間打電腦，會令人臉色變黑，此為輻射線之傷害，師父如此辛苦，為呈現最完整充實的資訊，提供大眾研究，得令人人獲得防癌健身之效，希望大眾能體恤師父之辛苦，研讀本書後，都能好好照顧身體，並擁有一個健康的身體，師父多辛勞都值得。

　　最後願大家，皆擁有一顆善良的佛心，享有一個健康的身體，建立一個美滿幸福的人生，是為吾編著本書最大的祈願。祝福大家，阿彌陀佛！

二○○四年初冬于美國

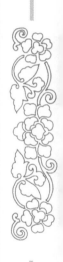

目錄

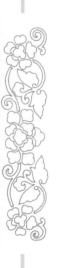

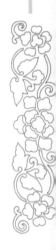

提起癌症，人人色變，
癌症幾乎與死亡畫上等號

台灣國人，每四人當中就有一人得癌往生，每八分鐘就有一人罹患癌症，為亞洲之冠

　　最初給癌症定名的就是在二千五百年前，希臘的西醫鼻祖，希波克拉底醫生。他觀察解剖過的腫瘤有如蟹形，自中心向外盤根狀伸展。希臘文「蟹」字是「KARKINOS」，而拉丁文則是「CAN-CER」「癌」。希波克拉底治癌的處方，是天然食物，例如水果、蔬菜、種子、泉水、空氣、陽光。

　　從「癌」字中三個口，得知人有三口，吃食如山，而無節制，久成病身，自然長癌，頗耐人深省。而當一個人被診斷出癌症時，就有如被宣判死刑一樣，世界醫藥雖是發達，而癌症目前尚無藥物或確切方法可治療，癌症初期時很難察覺，一旦發現，都為時已晚。

　　台灣近年來，男性癌症第一名為肝癌，依序是肺癌、結腸直腸癌、口腔癌、胃癌、攝護腺癌、膀胱癌、食道癌、皮膚癌、鼻咽癌；女性癌症第一名為肺癌，依次子宮頸癌、乳癌、結腸直腸癌、肝癌、胃癌、甲狀腺癌、皮膚癌、卵巢癌、子宮頸癌。據衛生署統

計，九十三年度台灣每八分鐘就有一人被診斷罹患癌症，國人罹患癌症比率相當高。已成為亞洲之冠了。

　　人生活在文明競爭社會裡，時時充滿壓力，長期過著不規律的生活，缺乏運動，經常食用精製美食與再製化學物質食品，抽煙喝酒、飲咖啡濃茶，身體本擁有的免疫功能均被破壞殆盡，自然無法抵抗癌菌病毒，即易被病毒侵害而得生癌症。

　　人體的血液循環要暢通，必須要有充份的氧氣與營養素，促使體內新陳代謝活絡，以提高免疫力及抗體，方能抵抗病毒侵害，維持身體之健康；如血液中的氧氣營養素不足，無法補充各器官所需，則體力抵抗力衰退，則易致病長癌。而癌症可怕之處，即癌細胞於血液中會順著血液循環流竄到各器官組織中，顯示癌症是全身血液疾病，也是全身器官癌化中毒症，終而導致難以治癒的重病。

台灣國人癌症、中風、心臟病，為死亡率最高的三種疾病

　　佛教正德西方蓮社數年來，從每月助念亡者服務表中，實際調查統計，獲得一項令人相當震驚可怕的現象，台灣國人癌症、中風、心臟病死亡率竟如此之高，可謂亞洲之冠，台灣在二○○四年每四人當中就有一人死於癌症，得癌人數相當驚人。六人之中有一人中風死亡，七人之中有一人死於高血壓，所

以癌症、中風、高血壓為台灣人三大死因，大家得平時多注意身體健康為重。

佛陀住世時，經常提醒弟子要順應時序，注意身體健康，並教導弟子如何烹煮食物，配製藥物以調養身體，這些典故佛經裡記載甚詳，卻少見法師們提示教誨眾生，為何今天師父願花費許多時間苦心，研究收集中外最新知正確的防癌醫學知識與大家分享？

因師父年少時，眼見自己的同胞妹妹因家貧無錢治病而往生，內心至為悲慟，也因此種下出家的念頭，蓋建慈善醫院，矢志救渡眾生，拔離病苦。所以我出家至今，從不蓋寺廟，卻一直籌建慈善中醫院及文教機構，更全心鑽研醫術，由早期當兵擔任軍醫時，研習西醫，到出家後改習中醫，多年來孜孜矻矻，遍覽群集，一心所繫盡是如何拔濟貧病眾生，早日脫離病痛苦海。

本次的講題，防癌養生之道，是要幫助大家遠離癌症的魔掌，一般人的飲食習慣都認為三不五時吃一下沒關係，我偶而放縱食慾又何妨？左一個三不五時，右一個三不五時，癌症就這樣悄悄的找上門了，須知縱容自己，姑息自己，正是害慘自己的肇因，世上最悲哀的事，莫過於拿錢買病生，花錢找醫師了，不但害己更連累家人，何苦來哉！

今天的講題，主要是由佛學的角度切入，談生活中如何修行？如何防癌養生？進而掌握抗癌保健之祕訣。這些醫學常識中，我不僅要教你們如何防癌，更重要的是要教授有關如何保健的常識，透

過世界上有名的專家和醫學家的報告，來改正我們以前錯誤的醫學常識和飲食習慣。現在，我就把它分成下列幾個要件來說明：

平日修行積善，人生豁達少慮

佛教說人生八苦之一，就是生死別離苦，親人的死離可說是人生最痛苦的事情之一，李總統的獨子因癌症而死亡，白冰冰的女兒被歹徒綁架而喪命，九二一大地震，每年風災水災不斷，奪走多人性命，台灣每八分鐘就有一人罹患癌症重病，當今社會各種意外災害不斷，所以說人生無常，要平日修行積善，而不是想到了或有空時才修行。

王金平院長在正德慈善醫院台北分院慈善文教大樓動土典禮時，不但在百忙中撥冗參加，更當場捐獻二十萬元，政府官員以身作則，帶動社會良善風氣的義行，令人稱揚！所以平日一定要多修行，不要找藉口，修行的目的在使人心轉平靜，一旦福禍降臨，都能以平常心面對一切橫逆的挑戰。所謂「多得多失多憂慮，少得少失少憂慮」，佛教就是以簡易的佛法來詮釋人生，教導我們「有得必有失，有失必有得」的豁達人生觀。

追求簡單健康的人生

大眾平時應吃得簡單，穿得簡單，住得簡單，簡單人生就是健康、少煩憂。師父一襲青衫，一個光頭，三餐青菜豆腐，一年三百

多天，天天自在，不煩惱無益之事，而世人卻往往為衣櫃裡永遠少一件衣服而汲汲營營追求物慾，永不滿足，多麻煩苦惱啊！

師父近來教導信眾「十念佛燙菜」的吃食法，許多人吃得健康又美麗，這是個什麼樣的吃法呢？先選購無農藥的有機蔬菜，於滾沸中的水，燙熟十秒至二十秒，不加鹽、味精，燙菜時可念十聲「南無阿彌陀佛」，清淡健康又自在。一般人烹飪，喜加各種調味料，油也放了一大堆，這都是致癌的緣由，不可不慎！吃的時候不怕死，病了就怕死；一旦病好了，又什麼都不怕，這就是末法眾生德淺慧薄之源，人真是執著又無知啊！

婦女煮一頓飯等於抽五根煙，一天煮三餐等於抽了十五根煙，不得肺癌也難

以一般人每天不可或缺的食用油而言，應注意不可過熱或過量，否則會產生致癌的氧化物。由於油的最主要成分是歐立克、多元飽和脂肪酸、單元不飽和脂肪酸三種，國際標準中至少應維持百分之五十的歐立克，百分之三十單元不飽和脂肪酸，百分之二十多元飽和脂肪酸，是為健康穩定的食用油，而台灣常見的食用油，多元飽和脂肪酸則多超過百分之五十，多元飽和脂肪酸質一旦過熱，就會產生致癌的氧化物脂酸，會導致肺癌，甚為可怕！

若欲使用食用油炒菜，得使用較穩定安全的橄欖油，所含的脂肪酸量少，熱炒時所產生的氧化物含量也較少，但仍儘量勿使用油

炒菜為佳。

台灣女眾，近年來癌症罹患率以肺癌居首位，男眾則是肝癌。為何女眾以肺癌為多，分析原因有三：

一、每日習於吃過量的油所致，這可從油膩膩、難以清洗的廚房得到印證。婦女煮一頓飯，等於抽了五根煙，一天煮三餐，一天等於足足抽了十五根煙，不得肺癌也難，肺癌元凶就是空氣污染、油煙，婦女長期在密不通風的廚房煮菜，致癌率相當高！

二、每日吸二手煙，其毒害比吸煙者更嚴重，須知吸一手煙者，最主要是吸入煙鹼素等毒素，而呼出來的煙內卻含有更多的毒素，更為可怕。

三、空氣中由於汽油所排放的廢氣，會使人產生鉛中毒，提早腦神經的衰弱，造成老化、遲鈍、血液中毒、老人癡呆症等毛病。

為何出家人吃素也會致癌呢？

佛法有出世與入世兩層意義，入世首重身體，有色身才有法身，無色身如何修行？如何弘法利生？佛法浩瀚如海，窮一生也無法究竟，入世與出世要兼修，不可偏廢，才能圓融。師父以為要先修入世法才能圓滿；吃素要吃得身強體健，才能帶給別人信心。然而許多佛教徒，往往忽略自己的健康，沒有健康的身體，如何學佛？如何修行？如何照顧家庭？又如何維持人生最基本的生存？

我的出家師父「聖印上人」因糖尿病、腎臟衰竭而往生，台灣

近年來，亦有不少法師因中風、糖尿病、癌症而不治，這是為什麼呢？吃素也要吃得正確，才不會罹患這些可怕的致命疾病，然而許多素食者，卻依循千百年來錯誤的吃法，及錯誤的健康常識，以致於走上死亡的不歸路。

長期素食者，因對飲食概念錯誤，導致素食者也多人得患癌症！素食盲點即在吃油過重，吃過多的豆類製品，尤其大豆含過高的蛋白質及油脂，而致血脂肪酸過高，甚至中風或肝脂肪酸過多而造成肝纖維化。

又舉例來說，吃飽飯後，不宜喝湯、吃水果或喝茶，因為食物進入胃裡，胃要分泌胃酸來消化，若喝了湯、吃水果，果酸會中和胃酸，易造成潰瘍；若喝茶則會沖淡其酸素及酵素，造成胃下垂或胃潰瘍等毛病。

此外，要定時定量吃飯，胃腸才會健康，因為胃在一定時間內會分泌胃酸，如果過時才食，由於胃內無食物，胃酸就會腐蝕胃壁，久之胃腸就會產生問題了。胃寒、胃熱、胃壁厚薄，因人而異，要定時定量、少量多餐或多量少餐，完全視個人狀況而定。

素食者通常因鹽（氯化納）、味素（鹽的化身）攝取太多，再加上習於用過量的食用油來炒菜，這些都是致病的主要因素。一般食用油熱度只要超過五十度就容易產生致癌物，所以最好是菜煮熟了或炒好了再加油，但也不可因此而不吃油，因為油是人體熱量的重要來源及胃腸潤滑劑。

如何吃出健康，帶給全家人幸福

高雄總院同修會，兩年前約有二百多名信眾，一年內竟然有十五人因癌症而往生，著實讓師父甚為難過與不捨！師父不捨眾生因癌而死，因此發心鑽研防癌之道，努力閱讀、勤做筆記、請教專家，看到眼花，寫到手軟，無非是心懷眾生病苦，所以「師父成就你們，你們也成就師父。」

以前的人想要吃肉極為不易，但身體健康，性情溫和，富人情味；反觀現代人，肉類、速食、精緻食品吃太多，缺乏礦物質，以致於身體羸弱，毛病百出。其實不少孩子之所以不專心、脾氣壞、易衝動，都是因缺乏礦物質所致，生理會影響心理，一定要追究根本原因，才能對症下藥，身心雙管其下，助他重新適應環境，找回自信。

礦物質也是抗癌的利器之一，要攝取充足的礦物質，就要吃得正確，才能吃出健康，免疫力增強，就不易致癌，自然就長壽，失去健康，如何享受美好人生？

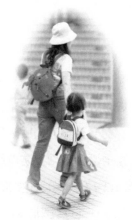

癌症形成的二十二種因素

　　癌不是病，病有藥醫，癌無藥醫，故癌非病也。身體全身細胞嚴重的缺氧，器官嚴重中毒，都名為「癌」，所以預防勝於治療，懂得防癌才能擁有健康。日常生活中有許多因素，都是致癌的無形殺手，不可不慎。癌症形成的原因，研究彙集有二十二種：

　　一、不當的飲食過度：過度食用肉、乳、蛋和其他富膽固醇的食物，不僅造成血管硬化，及血液循環和細胞缺氧問題，並且增加罹患腫瘤的危險性；限制肉食、乳製品與動物性脂肪，將減少患癌的危險性。過度攝取蛋白質會造成礦物質的缺乏，導致機能失調，引發過敏症及其他慢性疾病貧血、心臟病、骨質疏鬆、糖尿病、癌症等，英美兩國人民，所消耗的蛋白質較世界上任何國家為高，癌症人數居世界之冠。

　　二、長期食用不當的腐敗食物：現代的食品加工，由於強調食品的長期保存，許多食品在食用前已發霉腐壞，卻添加過量的防腐劑，普遍食用這些食品，如麥胚芽、核桃、向日葵子、芝麻、全麥麵粉等食品，事實上卻無法獲得新鮮的營養，天然的食品極易腐壞。約七至十五天即變質腐壞，這些食品中的維生素，在食品腐壞時完全遭受破壞及防腐處理，在腐壞過程中，形成了極為有害的化學物質，例如過氧化物等，可能導致腸癌、肝癌症。

　　三、過食肥胖症：差不多每個人都同意，肥胖是大多數所謂文明病或退化性疾病的主因之一，關節炎、糖尿病、心臟病，還有

癌症。大都會人壽保險公司統計顯示，肥胖人士罹患這些文明病的可能性遠超過正常體重的人。

　　四、長期食用加熱後食用油：特別是植物油加高溫，也具致癌性，任何食物油一加熱超過五十度即會產生致癌氧化物。一般食物油用途，應分為沙拉菜用油、烤肉油、炸肉油，使用較為安全，不是一種油皆可通用，植物油皆用於拌沙拉用的，不能加熱烹煮炸，易導致肺癌。

　　五、過度長期熱食或飲用易得到胃癌和咽喉癌：常喝過熱的湯、熱茶、咖啡飲料，尤其冬天吃火鍋，常燙到喉嚨，而食道、腸胃長時間受熱度刺激，而導致食道腸胃發炎，而引發癌症。西藥的吃法也是一門學問，一般人習慣吃飽飯後就吃藥，小心那些不溶於水的化學藥劑會停留在喉部而傷害它。西方專家建議，應於飯後半小時以上，站著服藥（因為站著血壓才夠將藥劑溶解）且需喝水三〇〇CC以上，喝完三分鐘再開始工作，如此才能完全溶解藥物。

　　六、藥物、化學飲料食用過度：我們日常的膳食中隱藏不少氟、氯等致癌物質，食用多了易染上胃癌、腎癌、膽癌或腸癌。而市面上熱賣的罐裝或盒裝飲料，百分之七十以上都是碳水化合物，吃多了極易致癌，所以為了健康，務必要拒飲，最好是以開水或百分之百的鮮果汁來補充人體所需之水份。

　　七、食鹽過多：喜食含鹽量多的鹹味食物，食鹽也是致癌物質，氯化鈉假使使用過量，也可能造成癌症。日本胃癌罹患率與日本

人消耗鹽的數量有關。飲食中含鹽量愈高，胃癌病患愈多。

胃癌在日本、冰島、芬蘭特別多，經研究發現，這些地方人民，特別喜歡吃酸辣食物及醃漬蔬菜、牛奶製品等有關。

八、經常食用人工化學甘味（色素、糖精、防腐劑）食物：一般餐廳或食品業者，多用糖精，果汁也多用化學糖精調和，蛋糕色素太多，牛奶裡也含有防腐劑，更不用說罐頭食品、泡麵和蜜餞了。這些東西吃多了，易造成胃癌、肺癌、腎癌、膀胱癌、子宮癌，後果真是可怕！

人工甘味常用於食品加工和飲料工業，人工甘味可造成胃部和其他消化器官癌症。二乙人造春情素是子宮、乳房和其他生殖器官癌症的成因，人造性荷爾蒙，普遍用於食品製造，已經證實美國生產肉類中，百分之八十五含有危險量的殘餘人造春情素。糖精會造成膀胱癌和子宮癌。

其實就連素食很多素料也都泡在雙氧水裡，才會Q香可口，有些不肖商人更在素食裡加魚漿，以造成Q脆的口感，真是罪過！所以吃素宜少吃素料，多吃生鮮的蔬菜，以免誤食葷品而不自知。

防腐劑中的亞硝基胺會造成肝臟、胃、腦、膀胱、腎臟和其它器官的癌症，這防腐劑和染色固定劑，今日被普遍使用，特別是用於一切加工肉類食品中，亞硝基胺是完美的致癌物質，可在身體任何器官造成癌症。許多由煤焦油提煉出來的人工色素，顯示出具有高度致癌性質，然而卻仍准許用於食品飲料、化妝品與藥品中。

　　九、長期呼吸污染混濁的空氣煙霧：現代都市裡空氣中含有多種有毒氣體煙霧，令空氣中充滿鉛、臭氧、一氧化碳、二氧化硫，及其他化學致癌物質，造成許多健康問題，包括癌症在內，特別是肺部和其他呼吸器官。尤其廚房油煙具致癌氧化物，最容易導致肺癌，現代婦女罹患肺癌最多，肺癌元凶就是空氣污染、油煙，婦女長期在密不通風的廚房煮菜，致癌率相當高，又加上空氣中的汽油煙及化學氣體，肺癌已成為婦女癌症第一名。

　　十、不當的飲水：目前坊間很流行逆滲透水、離子水，其實這些水無法完全消除細菌，而且很容易忘記要定期更換濾心，反因濾心無法發揮正常功能，而吃下更多的細菌。一般的淨水器或濾水器，無論是製造ＲＯ逆滲透水、鈣離子水，還是活性碳水，雖然可去除水中所含的氯及霉菌，但卻去除不掉甲烷或化糞水裡的尿酸，而這些都是致癌的元凶，所以務必要飲用蒸餾水或滾透了的開水，水對人體健康的影響實在太重要了，千萬輕忽不得啊！

　　十一、吸煙喝酒、熱食過度：吸煙易得肺癌及喉癌，此二種癌症患者，百分之九十五都是吸煙者，所以煙千萬不可抽，不但對自己不好，更會影響他人健康。喝酒易致胃癌，喜食熱飲者易得食道癌、咽喉癌，尤其冬天吃火鍋，胃長期被熱食灼傷就易發炎，產生癌細胞，希望大家為了健康，少吃過熱食物，少喝酒抽煙。

　　此外，若喉嚨沙啞無聲長達一個月之久，且醫治不好，喉嚨中很可能就隱藏著癌細胞，要趕快治療。切記！防癌最重要的，就是

不要讓身體任何的病痛，痛得太久，要及早就醫，才能儘早發現癌症的存在。

十二、陽光紫外線照射過度：皮膚長期曝曬於陽光下，極易得皮膚癌。澳洲人喜歡曬日光浴，所以皮膚癌患者也高居世界前幾名。陽光中雖含有維他命Ｄ，但是同時也含致皮膚癌的紫外線，而地球上可隔離紫外線的臭氧層已遭受嚴重破壞，所以紫外線極易穿透直接照射皮膚，時間久了，就會傷害我們的皮膚，導致皮膚癌。

十三、長期使用化妝品、香水或香皂不當：由於口紅、粉餅、香水、香皂等化妝品裡所含的芳香劑，多含有鉛，鉛若累積過量，會造成鉛中毒。而六氯化苯是鉛的主要成份，會影響腦神經元的正常運作，經久即易得腦癌，殊為可怕！化學性的刺激，如女性的香水、化妝品等，長期使用易得皮膚癌；不當的藥膏使皮膚過敏，而得到皮膚癌。以化學品或藥物對皮膚施以長期性刺激也會造成皮膚癌。

日常用來做除溼原料的石灰粉，即是粉餅的原料之一，長期使用的結果，皮膚極易乾燥、老化、過敏、溼疹等皮膚病，最後更可能罹患皮膚癌，不可不慎！

香水的原料之一是馬尿；萬金油、白花油等也都是油性化學劑，抹久了很容易招致皮膚癌或腦癌，師父絕非危言聳聽，實不忍眾生愚癡無知而花錢買罪受。

十四、長期曝露於鍶、碘：由於先進國家不斷試爆原子彈，

其氣爆後的輻射塵瀰漫在整個大氣層中，人若長期曝露於這些輻射線下，便很容易罹患甲狀腺癌、肺癌或骨癌。

以蘇聯車臣的核爆為例，後遺症至今依然存在；而二次大戰時，美國在日本長崎與廣島投下兩顆原子彈的慘況，現今依舊令人怵目驚心，歷歷在目！由此顯見輻射線對人體危害之劇烈了。

另外還要提醒大家一個觀念：牛奶、羊奶會吸收空氣中的輻射塵，所以倒出來後一定要立刻喝，否則就冷藏在冰箱裡，以免喝下被汙染的牛奶而不自知。

十五、X光、鐳射線或超音波照射過度：目前健保，民眾只需付掛號費即可照射超音波或X光，在貪小便宜心理因素下，不少孕婦紛紛照射，須知短波長的電磁波會將細胞分離為二，形成游離細胞，與過濾性病毒結合，就變成致命的癌細胞。

依據美國癌症權威洛斯博士的研究：經常照射X光的人極易得到乳癌，大約每百萬照射X光的人當中，有二百人會得到癌症，所以，除非萬不得已，儘量拒照X光，尤其是孕婦，容易生下畸型的胎兒，許多殘障兒、兔唇、缺耳、無腦的形成，就是肇因於此。洛斯博士呼籲婦女們，除非不得已，儘量不要照射X光或掃瞄，否則易得血癌、乳癌或肺癌，豈能漠視！

十六、農藥、殺蟲劑長期使用過量：為什麼許多農人易得肝癌、肺癌？凶手就是農藥或殺蟲劑。由於菜蟲的繁殖力極強，所以若不使用這些藥劑，農人將無以為生。而農藥的滲透率遠高於任何

化學藥物，附著力亦強，一般鹽洗不掉，唯有加熱才可去除。我們日常所食用的蔬果幾乎都是農藥栽培長大的，豈可不慎選慎食啊！

台灣農作物使用農藥嚴重過量，農委會統計報告，台灣國人平均一人服用約五公斤農藥，而青綠色菜和玉米是農藥含量極高的植物；宜蘭一處鄉間種滿了蔥，每日皆需噴灑農藥，才會長得繁茂；而便宜好吃的豆芽菜，平時應七日才可收成，現今不肖商人為謀求速利，竟加入催生劑ALINE，這是一種毒性最強的致癌化學藥物之一，使豆芽菜縮短至三日即可採收，真是駭人聽聞！

有些稻米中含有鎘成份的劇毒，主要是來自汽車、磷肥和其它工業產品，鎘污染土壤和水源，並由植物加以吸收。鎘可造成許多嚴重的健康問題，例如高血壓、心臟病、缺鐵性貧血、氣腫、慢性支氣管炎、肺纖維變性、腎臟病及癌症。

凡此種種，決非師父誇大渲染，實是不願見眾生中毒染病，甚至在毒劑的摧殘下而枉死，所以，師父大力提倡的「十念佛吃食法」，大家務必要身體力行。

十七、不正常衛生的性行為：過度縱慾、不正常性行為、過度禁慾等不自然的習慣、時常會造成日增的男子攝護腺癌。不以母乳哺嬰的為人母者，患乳癌的危險性較高。作愛時故意延長性交時間者，這些都可能造成攝護腺毛病，並增加罹患攝護腺癌的可能性。不衛生及過度的性行為會導致婦女得子宮頸癌、卵巢癌或性病。

　十八、長期營養缺乏症：根據全世界的一百多項實驗顯示，在營養上，嚴重缺乏任何一種或多種維生素、礦物質或其他營養素，都可能降低對癌症的抵抗力，並增加罹患癌症的危險性。例如，輕度缺乏膽素，也會導致肝癌；維生素Ｅ缺乏症，罹患癌症和白血症的可能性增加；膳食中缺乏碘質，也會導致癌症，大半為甲狀腺癌；缺乏各種維生素Ｂ，會導致肝臟病變，最後發展為惡性瘤；嚴重缺乏礦物質鋅，可能導致攝護腺癌；缺乏維生素Ａ會破壞身體對致癌物質的防衛功能，導致腫瘤發育；缺乏鎂也與癌生成有關。

　十九、長期憂鬱煩惱、情緒壓力、工作壓力、熬夜失眠、瞋恨增強了致癌機率：嚴重情緒壓力與長期憂鬱苦惱、失眠，都會造成荷爾蒙內分泌失調，減弱免疫力。紐約大學生物學家李山博士實驗結論，某些性格類型的人，是無法應付嚴重情緒衝突和壓力憂慮的人、長期不能忍受寂寞、悲觀主義的人、抗壓性弱者，所有這些類型的人最具患癌的傾向，這種不健康心理狀態，本身不會造成癌症，但會降低免疫力及抗體。

　癌症的主要原因，乃是身體的自身防衛抗病系統削弱，無法抗衡物理的、心理的和環境的嚴重壓力。加之來自環境、空氣、水和食物中化學干擾污染，長期服用精製食品與營養的缺乏，蛋白質的過度攝取，不良的生活習慣，導致癌症的產生。故大部份癌症者，多屬長期憂鬱、苦悶、抱恨的性格。

二十、身體長期處於冰冷狀態體質者：冰冷之體質，易得患癌症，養生家提倡身體要常喝溫水，可保健康。常喝冰水或食冰冷食物，較易致癌，所以罹患癌症者，大都是體質虛冷者。

　　聞名大陸治癌專家——鄭文友醫師，在大陸、泰國、澳洲設立了百家以上的中醫治癌醫院，被治癒的癌症患者不計其數，治癒了泰國親王及很多洋人癌症，享譽國際，被美國醫藥界評為世界醫界奇人，其醫學理論獲得全世界傳統醫學會金杯獎。

　　他的治癌理論非常獨特，顛覆傳統醫學，他說癌症是一種「寒氣症」，若身體長期處於冰冷狀態時或為虛冷體質者，體內血液或黏液分泌物則會冷縮結合成團，而鬱結在某個功能較虛弱的器官，就形成癌症，這個理論發現，震撼美國醫學界，也獲得美國醫學界的認同，正朝向此方面做深入研究。

　　中醫界也證實，身體體質較虛冷者，易得癌症，因體質虛冷，消化器官功能虛弱，影響營養素吸收，導致免疫力抗體衰弱，遇到病菌毒素較不易排解、飲食不當或不良生活習慣時，則比一般人得癌機率高出數倍以上，平時也比一般人較容易感冒或被病菌傳染，所以不可常飲食冰冷飲料食物，以免多病得癌。

　　二十一、長期曝露於磁波、輻射塵空氣中：現代的空氣中，秒秒充滿了電波、聲波、影波、高壓電波、電子、核子、原子輻射塵，長期使用電腦、手機、微波爐、影印機，長時間看電視、打電玩、遊樂器，或長期居住在高壓電線旁邊，由於人體長時間受

原子、核子輻射塵、電磁波滲透傷害，而導致肺癌、腦癌、乳癌、骨癌、甲狀腺癌、心臟病等疾病。

　　二十二、常喝牛奶會致癌，乳製品是高致癌物質：已有太多的科學家醫學家證實常喝大量牛奶或乳製品會罹患乳腺癌、卵巢癌，英國女教授簡‧普朗特研究報告，牛奶含有IGF-1乳製品可稱得上是人體癌變的催化劑，讓女性罹患乳腺癌、男性罹患前列腺癌的機率大大增高。建議人們不要吃任何乳製品。將它們徹底從食譜中刪除才是明智之舉。瑞典卡洛林斯卡研究所完成的一項研究表明，大量飲用牛奶會增加婦女卵巢癌的發病率。

癌症專門找哪些人？

癌症專門找哪些人？外國醫學專家經多年研究，認為以下人等易患癌症：

　　一、酸性體質者：人身體血液正常為百分之八十為鹼性，百分之二十為酸性，若體內酸性血液超過百分之六十則為酸性體質，若全為酸性體質則生命只能維持二天，而引起敗血症、尿毒症。每天吃食過多的魚肉類、乳、蛋、白米、白糖、白麵包，精製食物，又喜抽煙、喝酒、咖啡、濃茶、市售飲料，而少吃蔬果、多纖維食物的糙米、糙麥、堅果，自然缺乏礦物質、維生素，又缺少運動、

長期工作壓力、精神緊張、失眠熬夜、長時間苦惱憂鬱，則容易形成酸性致癌體質，併發高血壓、便秘、腦充血、神經痛、腦神經衰弱、憂鬱症等慢性病。

二、肝功能衰弱者：進入體內的毒素，須經過肝臟解毒後，隨著尿液、汗液排出體外，若腸內存有大量細菌時，就會破壞肝臟排毒功能，過量的毒素，再經由腸胃吸收，又送回至肝臟，而引起癌症病毒。

三、抵抗力虛弱者：凡身體瘦弱、虛寒體質、經常感冒、長期慢性病者，因體內缺乏營養酵素氧化作用，抵抗力自然薄弱，病毒一侵入，而易致癌。

四、過敏體質者：美國科學家調查近四萬人，發現對藥物或化學試劑等有過敏的人，比無過敏體質者更易患癌。如有過敏質的女性罹患乳腺癌的危險，比正常人高百分之三十；有過敏質的男性罹患前列腺癌的機率，比正常人高百分之四十一。

五、經常熬夜者：雖然癌症的發病至今尚未釐清，但睡眠不好，是一個危險的因素。因為癌細胞是在正常細胞蛻變過程中發生突變而形成的，而夜間又是細胞蛻變最旺盛的時期，睡眠不好，人體很難控制細胞發生變化而成為癌細胞。熬夜者為提神而吸煙、喝咖啡、濃茶，也會使更多的致癌物侵入體內。

六、肥胖者：哥倫比亞大學的研究資料顯示，肥胖女性發生結腸癌的危險性，比一般女性高兩倍。美國癌症中心報告，腰部以

上，特別肥胖的女性，患乳腺癌的可能性要高出正常者四至六倍。

七、缺乏維他命者容易患癌：人體內保護性維生素低的人易患癌症。維生素Ａ缺乏者，罹患胃癌的危險增加三‧五倍，罹患其它癌症的危險增加兩倍多；維生素Ｃ缺乏者，罹患膀胱癌、食道癌、腎上腺癌的危險增加兩倍；維生素Ｅ不足者，罹患唇癌、口腔癌、咽癌、皮膚癌、子宮頸癌、腸胃癌、肺癌等罹患率均增高。

八、膽固醇過低者：膽固醇過高會引起冠狀動脈硬化或中風。其實，膽固醇是人體內不可缺少的養分，也是抵抗疾病的生力軍，並非越低越好。英國研究人員的報告稱，中老年女性死亡的一個重要危險因素，就是膽固醇過低。

九、常飲高熱的咖啡、濃茶、熱湯者：醫學研究發現，經常飲用高溫（八十度以上）茶水、熱湯，有可能燙傷食管，而茶中的鞣質，可在食道損傷部位沉積，不斷刺激食管上皮細胞，使之發生突變，而突變細胞大量增殖後，即可變成癌組織。

十、高血壓患者：美國對三十多萬名男子的臨床研究發表，高血壓病人的癌症罹患率和死亡率為血壓正常者的兩倍多，並預言未來十年的癌症死亡率，可能與血壓升高成正比。當然不是說高血壓直接導致癌症，而是兩病的發生有某些共同關連，如肥胖、嗜酒、吃鹽過多等，既可促使血壓升高，也可誘發癌症。

十一、經常憋大小便者：尿液中有一種可以致癌的物質，會侵害膀胱的肌肉纖維，促發癌變。故專家們主張，每小時需排尿一

次，不可憋尿；大便含多種有害物質，如：硫化氫及其它致癌物，經常刺激腸黏膜會導致癌變。故防範之舉，是每天定時排便，不可經常憋大便。

十二、偏肉食者：過多的動物脂肪乃是誘發某些癌症的主要原因。美國哈佛大學專家發現，每天以豬、牛、羊等畜肉為主食的女性，患腸癌的比例比那些每月只吃幾次肉者高出二‧五倍。日本人目前每天的脂肪攝取量比五十年代增加了四倍，患癌者則不斷提高。

十三、經常便秘者：大腸經常性的便秘，大便會產生便毒有害菌，當腸內有害菌增加時，會分解腸內的動物性蛋白質、脂肪成為致癌化合物，會奪取血液細胞氧氣，使器官組織因缺氧而敗壞腐爛，致生癌病毒。所以經常便秘者，則罹患腸癌、肝癌機率增高。

二十一種癌症發生的前兆

一、胃癌

病因：為長期抽煙、酗酒者，長期胃潰瘍、胃發炎不癒者。過度食用藥物、化學飲料者。長期飲用過熱的飲料食物者。喜食含鹽量多的鹹味食物者。經常食用人工化學甘味（色素、糖精、防腐劑）食物者。長期維生素 A、E 缺乏者。不良飲食習慣、喜吃調味濃、

醃漬、煙燻、油炸烤食物，鹽份及酸辣、冰冷、可樂刺激食物攝取過多者。長期攝取肉類動物油脂食物者。

台灣胃癌死亡人數為世界第一名，其原因在於大量服用藥物及抗生素所導致的後遺症。日本人口是台灣的六倍，而國人的西藥及抗生素使用量卻是日本的兩倍，服用西藥不僅會傷胃，更會傷及五臟六腑，傷胃醫生會加點胃藥，使你的胃感覺舒服，但是胃照傷不誤，只是令人一時失去警覺而已，長久來可能是造成胃癌主要原因。

症狀：初期，往往誤診為胃炎、胃潰瘍及胃出血。初患時會感覺胃脘脹滿，陳腐噯氣，飲食減少，導致胃機能減退、食慾不振、不明原因的消瘦、貧血、無規律上腹疼痛且有反酸現象，胃部長期疼痛無法改善。朝食暮吐、暮食朝吐、宿谷不化，由吐酸水、綠水、血水，至劇痛難忍。

晚期，嘔吐反胃，病情加重時，胃脘灼熱難受、口乾思飲、吐血便血、肌膚枯燥、氣虛血虧、面蒼無華、畏寒肢冷、自汗心悸、身絕而亡。

二、肺癌

病因：為長期於廚房煮菜婦女、廚師達二十年以上者。每天持續抽煙十根達十年以上者。長期攝取過量的膽固醇及過熱的食用油者。長期於化學工廠、電鍍工廠、染布工廠、收費站、挖煤工作

者。經常食用人工化學甘味（色素、糖精、防腐劑）食物者。X光、鐳射線或超音波照射過度者。長期曝露於這些電視、電腦、原子輻射線者。長期食用農藥、殺蟲劑過多的精製食物及蔬果者。維生素E長期不足者。長期居住於化學工廠附近，呼吸化學毒煙者。經常吸取別人二手煙者。長久居住都市內，呼吸污染空氣中的鉛、一氧化碳、鎳、鉻化物、碳氫化合物者。

症狀：初期，長期乾咳久治不癒，聲音沙啞、發燒、夜盜汗、體重減輕、胸痛、氣急，經一月不癒，痰中帶血絲。特別是有胸痛情形者，初期乾咳無痰、痰中帶血、胸悶痛、後背刺痛、氣短發熱。

晚期，則呼吸困難喘促、持續高燒不退、冷汗浮腫、頸下胸壁脈絡怒張，感覺體內有冷氣上攻頭目，耳鳴畏寒、痰積喉中、喘氣為轆轆聲、咳痰無力，因腫塊增大擠壓，導致氣管狹窄、肺部不張、呼吸極度困難、出現冷汗。

三、肝癌

病因：為長期酗酒、抽煙者。長期喝濃茶、咖啡者。經常便秘者。罹患B、C型肝炎、肝硬化者。長期接受輸血者。長期食用防腐劑、色素、農藥過多的精製食物及蔬果者。或長年噴灑農藥的農民。經常食用人工化學甘味（色素、糖精、防腐劑）食物者。長久缺乏各種維生素B者。長期曝露於這些電視、電腦、手機電磁波輻

射線者。經常熬夜、長期營養不良者。常吃花生、玉米含黃麴毒素者。長期服用過量藥物及類固醇者。荷爾蒙、動情素及先天性新陳代謝之缺陷、免疫功能退化或衰弱者，都是易造成肝癌的原因。

症狀：初期，肝區有間歇性或持續性疼痛，噁心、食少、四肢乏力、常有倦怠感、食慾不振，腫塊逐漸增大，累及肝葉，日益消瘦、時有發燒、右脅部出現疼痛感，而且在脅下有迅速長大的硬塊異物，用手即可摸出腫塊。

晚期，肺部會呼吸困難、骨頭疼痛、肝脾明顯腫大，肋下壓痛，如腫塊壓迫膽管，出現黃疸、腹水、腹脹，肝癌破裂出血，會出現急性腹痛，日益加重，皮膚出現蜘蛛痣，腰背、舌肉暗紫，呈淤血狀。飲食不節、食而不化，令人消瘦而腹大。

四、食道癌

病因：為喜喝酒抽煙的人，男得癌率為女九倍，喜喝熱食熱飲，食道常被燙傷發炎者。口腔衛生不良的人較易發生食道癌。常食醃漬、發霉的食品者。長期肉食不吃青菜水果者。長期缺乏各種維他命、蛋白質、礦物質者。放射線照射食道造成食道化學灼傷者。常喝咖啡、濃茶、汽水沙士碳酸飲料者。高粱、玉米、茶葉中的蘇酸、飲水及食物中含有過量的亞硝基胺防腐劑，已被認為是高度導致食道癌的物質。四十歲以下者少有食道癌發生，超過四十歲後發生率隨年齡增加而增加，尤其年歲較大者發生食癌的機會較

高。

外國通訊社報導，印度一組科研人員針對美國人過去五十年喝汽水的情況進行研究，發現常喝汽水碳酸飲料，會增加食道癌的病發率。過胖或是晚上常吃宵夜習慣的人，較可能患上食道癌。根據美國腸胃科醫學期刊的最新研究報告，經常向左側睡，比較不容易胃痛。而向右側睡，容易導致胃酸往食道回沖，嚴重時還會導致喉嚨酸痛、咳嗽、氣喘、胸部緊壓等問題。長期還會導致食道癌。

症狀：初期，吞嚥不暢、有噎塞感、胸部悶塞酸痛、聲音嘶啞。

晚期，進食後，胸部存有異物感、吞嚥困難、胃灼熱、滯留感、刺痛或吞嚥困難，食則即吐、口吐白沫、胸前後背持續疼痛、腸道梗阻、消瘦貧血、飢不能食、面目浮腫、口吐清水涎沫、氣虛敗胃，多數的病人，食道為腫瘤完全阻塞，每天口腔所分泌的唾液會積聚在腫瘤上方的食道內，有時積液被吸入氣管會引起咳嗽，在夜晚常使病人因咳嗽而無法安眠。腫瘤長大，會侵犯到支氣管時，可產生氣管食道阻塞，病人在進食時，會將食物吸入氣管，引起劇烈咳嗽，尤其在進食流質，或喝水時更易引起咳嗽，時間一久，產生肺炎，接著發高燒，終因敗血症而死。

晚期，當腫瘤侵犯到大動脈時，會使大動脈破裂而大出血，是食道癌常見的致命原因之一。當腫瘤擴展至胸腔後壁，侵犯到肋骨神經時，病人會有無法忍受的胸痛。胸腔積水是腫瘤侵犯到胸膜腔

所引起，也是食道癌晚期常見的現象。由於食道阻塞，病人進食困難，營養自然缺乏，身體衰弱，體重減輕。

五、喉癌

病因：長期抽菸、喝酒者。經常曝露化學致癌空氣環境中者。

症狀：凡成年人聲音沙啞持續兩週以上而無改善時，均應做詳細的喉部檢查。當癌組織破潰糜爛發炎、分泌物增加會發生呼吸困難、吞嚥疼痛、咳嗽，痰中帶血。當患者呼吸、吞嚥疼痛困難，是癌細胞已侵犯食道、咽喉。頸部腫塊，是癌細胞轉移頸部淋巴結所致。

六、鼻咽癌

病因：慢性鼻炎不治者。或鼻子動過手術者。經常性的鼻塞、鼻子出血、偏頭痛、脖子有腫大的淋巴結者。吸菸、食防腐劑食物過多者。家族遺傳者。長期居住密不透風空氣極度污染環境中工作，呼吸化學工廠毒氣者，會使致癌率提高。濾過性病毒傳染者。中國人罹患鼻咽癌的機率比任何國家高出很多，原因不明。長期鼻竇炎無治癒者，長久流鼻涕帶血，增加鼻咽癌的機率。鼻咽癌在中國發病率較高，以廣東、福建、台灣、廣西、湖南等地更為多見。鼻咽癌的病因，可能包括遺傳因素、環境因素、E、B病毒感染等。

症狀：初期，長久鼻塞不通、長期性流鼻涕不止帶血、長久持續的耳鳴、耳聾、重聽或耳痛、嗅覺不敏、頭痛、昏眩、視盲、全身乏力、口苦咽乾、煩躁易怒、胸悶消瘦、臉麻舌歪、眼瞼下垂、斜視、談吐失清，並多有內臟轉移症狀出現。初期頸部會出現無痛性硬塊，造成不明原因的單側頭痛。

晚期，鼻子嚴重堵塞，流出黏稠帶血絲的鼻涕，腫瘤潰爛時，鼻子出血、鼻孔口腔吐出有惡臭，堵塞歐氏管，引起耳鳴、耳痛或重聽。

七、大腸癌

病因：為經常便秘者，喜吃肉類高脂肪食物、膽固醇太高、纖維質太少者。家人有罹患大腸癌者。長期維生素E不足者。若常食油脂食物，因油脂會刺激膽汁大量分泌，膽液被腸道細菌分解因而產生致癌物。過度肥胖者，肥胖女性發生結腸癌的危險性，比一般女性高兩倍。

症狀：初期，大便頻繁、黏液稠薄、大便的習慣改變、便時有下墜感，便中帶有血絲、大便變細、便黑、便秘、解大便後仍想再解、腹瀉、小腹疼痛、腹脹、消化失調、食慾不振、貧血，直腸長了癌則有阻塞症狀，會有隨時都想大便之感，而排便時用力，則有劇痛現象，肛門出血，日久逐漸消瘦。長期維生素E不足者。

晚期，小腹持續性疼痛，小腹可摸及硬塊，冷氣走竄，發作即

痛，腫塊生於直腸，則便少而頻繁，梗阻無法大便，噁心、嘔吐，至腸穿孔而終亡。

八、膀胱癌及尿道癌

病因：為長期抽煙、喝酒、飲用咖啡過量者。常服抗生素西藥者。常吃油炸食物、攝取過多人工色素糖精者。尿道膀胱長期發炎、泌尿系統腫瘤、泌尿結石者。常飲用含砷量井水者，易罹患泌尿道癌。經常食用人工化學甘味（色素、糖精、防腐劑）食物者。在色素工廠工作的工人，其發病率為平常人的三十倍高。烏腳病患者。染料工業、油漆或印刷工人。長期過量服用含有馬兜鈴酸的中藥，會導致腎衰竭及尿道癌。常食用加熱的油，多含有致癌氧化物質。烤肉、魚等燻黑、烤焦部分，具有危險致癌性，常吃花生黃麴毒素，農藥污染有強烈致癌性。

症狀：初期，小便顏色突然改變呈紅色或白色，排出時常有疼痛感，當癌細胞侵犯到尿道時，會產生頻尿、夜尿、尿急、尿流細小、尿道疼痛和血尿等症狀。

晚期，癌細胞轉移到腰椎骨時，就會引起腰背疼痛及神經痛的現象。有時會有肉團血塊脫落排出，有時因腫癌引起輸尿管阻塞，而產生腎水腫。如在下腹部發生鈍痛或摸到硬塊，則為晚期的症狀。

九、子宮頸癌

病因：為攝取過多脂肪、肉類、肥胖者。不衛生及過度的性行為、多位性伴侶者。早婚性生活較早者、懷孕、墮胎、生產次數多的人。經常食用人工化學甘味（色素、糖精、防腐劑）食物者。長期維生素Ｅ不足者。長期服用口服避孕藥雌激素者。卵巢腫瘤、糖尿病或高血壓者。因性行為傳染人類乳突病毒的性病者。

症狀：初期，為月經不正常大量出血、停經後不規則出血、性行為後陰道出血、兩次經期間的出血、劇烈運動後的出血，若白帶清稀增多，白帶中有血的赤帶，較為嚴重。子宮頸抹片檢查有上皮贅生情形。腰酸膝冷、小腹疼脹、便秘、小便短澀。

晚期，腰痛加劇、下腹痛難忍、食慾不振、四肢乏力、目眩口乾、頭暈耳鳴。後期患者體重會無故減輕。癌細胞侵犯到膀胱或直腸，會有尿血或便血症狀，造成大小便失禁，已是晚期症狀。

十、口腔癌

病因：為長久喝酒、抽煙、吃檳榔，常喝熱咖啡、濃茶、飲料者。長期維生素Ｅ不足者。長久口腔衛生不佳者。化學物質的刺激，不適合的假牙對舌頭、牙齦造成慢性傷害，口腔黏膜有白斑出現。常吃熱騰騰火鍋，會引起口腔黏膜損害、寄生蟲病及急性痛風，甚至可能患上口腔癌！口腔黏膜受損害後，在過燙過辣的食物

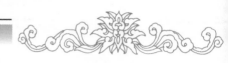

反覆刺激下會呈現出白斑。口腔黏膜白斑是口腔癌前兆。

症狀：口腔癌男性罹患率為女性九倍，口腔長時間滲血、脖子右側長出腫塊、唇或口腔內部周圍出現腫塊、皮膚白斑，舌頭腫紅潰爛，久不能治癒，舌頭動作不良，口腔內部有白色脫屑的斑塊。

十一、乳腺癌

病因：為經常抽煙、酗酒者，喝大量牛奶者；高齡產婦者；初經早或閉經遲者；家族有人得乳癌者；閉經後的肥胖者；卵巢癌及子宮內膜癌患者；胸部常接受Ｘ光、鐳射線或超音波照射過度者；長期攝取高油脂；高熱量、肉類、膽固醇食物者；長期服用避孕藥雌激素者；閉經後肥胖者，都易得此病。特別肥胖的女性，患乳腺癌的可能性要高出正常者四至六倍。胸罩過緊、龐大下垂的乳房，都增加了血液循環的困難。婦女不管是否成孕，總有少量乳汁自乳管流至乳頭，人乳是細菌繁殖的最佳培養液。因此，乳頭若不保持清潔，細菌可能進入乳房，侵犯輸乳管，造成發炎腫瘤現象。

症狀：初期，無痛癢感，血澀乳腺結所致，繼則形成無痛性乳房腫塊。

晚期，乳房外形改變、乳頭回縮凹陷、乳頭異樣分泌物，尤其是帶血分泌物，乳房外型改變、局部凹陷或凸出，乳房皮膚有橘皮樣變化或溢血，腫塊紅腫或潰爛開花，則血水外溢，難以癒合。若手術切除，多則五年，少則一年，向骨、頸、肺、肝等部位轉移。

腋下淋巴腺腫大，女性在月經後一週，要自行檢查乳房，檢查乳頭有無出血或分泌物，乳房有無腫塊。

十二、皮膚癌

病因：為皮膚長期曝露於陽光、紫外線或接觸化學致癌物質（農藥、殺蟲劑、瀝青）者，長期使用化妝品、香水或香皂，或長期維生素E不足者。皮膚的老化，都是增加皮膚癌發生的因素。紫外線是皮膚的頭號殺手，是皮膚致癌因子。皮膚白皙、有雀斑、多痣，刻意在假期中密集曝曬者可能罹患皮膚癌的高危險群。皮膚癌百分之九十由陽光引起，經常作戶外活動，頭髮偏紅、金色皮膚容易有斑點，兒童時期曾嚴重曬傷，工作上經常接觸焦油、礦物油的人。

症狀：皮膚上有許多腫瘤、痣疣狀物等，日久可長成癌，身上任何部位的黑色痣迅速增大，有灼癢、潰爛、出血、疼痛或痣上的毛髮脫落、長大，皮膚膚色變化不均。手、嘴唇或臉因長期過度曝曬於日光下，長出一些疣狀物時。因經常含吸菸、嚼口香糖或檳榔，而在嘴唇形成白色硬斑。或男女外陰部，因經常刺激發炎形成的白斑。手掌、足掌或口腔有經常受傷的痣。因骨髓炎形成的瘻孔，經久未治。皮膚任何部位潰爛長久不治。皮膚患有尋常性狼瘡等。

十三、腦癌

病因：為長期曝露於輻射線或高壓電波、音波干擾者。長時間使用手機、電腦者。遺傳、外傷、免疫性失調、化學毒素，病毒感染者。尤其長期過度煩惱苦悶的人（此為師父重大發現）。

症狀：初期，頭痛、頭暈、經常嘔吐、噁心不止、失眠健忘、心煩易怒、四肢麻木、半身不遂、痙攣抽搐震顫、便秘、視力模糊斜視、癲癇、語言記憶障礙、步伐不穩、行動不靈、耳鳴、聽力減退。

晚期，嚴重時，則意識遲鈍、脈搏變慢、血壓升高、呼吸變慢，這是腦癌的危急情況，此時若不立刻治療，則病人隨時會昏迷死亡。

十四、骨瘤

病因：X光、鐳射線或超音波照射過度者，由各種癌症轉移為骨癌者。長期各種慢性炎症刺激、家族遺傳基因、特殊病毒的感染、骨內血液回流不順暢。

症狀：骨頭會有酸痛難忍，尤以半夜為重。皮膚緊張發亮、皮膚暗紅紫、體溫升高，骨頭手觸之則劇痛，跌打、牽拉、跳動則易引起骨折或骨頭變形。出現食慾減低、體重減輕、患部疼痛，關節與肢體有局部腫塊及腫脹、關節與肢體無法運動、患部皮膚潰爛、

四肢末端麻木感。

十五、卵巢瘤

病因：為長期喝大量牛奶、酗酒、抽煙、喝咖啡者。不衛生及過度的性行為者。長期服避孕藥雌激素者。過度攝取動物及飽和性脂肪者易患。家族有人患卵巢癌或乳癌婦女者。停經前後婦女者。化學物質石棉和重金屬的污染。

症狀：初期，無特殊明顯的徵兆，等腫瘤大到相當程度，壓迫到鄰近器官會出現腹水、腹脹、腹痛、噁心、厭食、胃腸不適及排尿困難等症狀。

晚期，出現腹水、腹脹疼痛、陰道不規則流血、尿黃灼熱、排尿困難、大便乾燥、食慾減退、消瘦乏力、身面浮腫。腹部可觸摸到腫瘤時，則屬嚴重。

十六、甲狀腺癌

病因：頭頸部、淋巴腺炎或腮腺炎常接受X光或放射線治療者。常照射X光掃瞄放射線者。長期曝露於這些電視、電腦、原子輻射線者。長期碘不足的人。家族遺傳基因。扁桃腺腫、青春痘、胸腺腫大難治者。或多因情緒不暢、寒痰凝聚所致。

症狀：初期，並無自覺症狀，等出現較大的甲狀腺結節時，前頸或氣管會出現壓迫症狀，腫物堅硬如石，觸之凹凸不平，位置固

定，不隨吞嚥上下移動，自覺喉中痰多難吐，憋氣心煩，如果是出血性囊腫，結節突然快速增大，通常會伴隨局部疼痛。

晚期，腫瘤發展迅速，導致聲音嘶啞、口乾欲飲、形體消瘦、乏力納差，並有頸下淋巴腺轉移。結節部位，觸感較硬，出現頸部淋巴腺腫大的症狀，結節愈大時，會壓迫氣管，使呼吸困難。嚴重時，癌細胞穿過甲狀腺膜，侵進氣管內，造成呼吸不通暢，出現呼吸困難、喘鳴聲等症狀，最後因氣管受嚴重壓迫，導致呼吸困難而死亡。

十七、攝護腺癌

病因：為尿血不止、泌尿系統腫瘤、結石患者。性生活過度縱慾、性對象多、不正常性行為者。長期嚴重缺乏鋅的礦物質者。喜食多鹽食物或香辛料、少蔬果、常食飽和動物性脂肪、肉食、牛奶製品的男性。從事染料工作、化學工廠工作者。家族遺傳基因者。長期缺少男性荷爾蒙者。

症狀：初期，排尿困難、頻尿、尿中帶血、尿道感染、小便量細小、小便後仍滴滴點點不斷、膀胱膨脹、常發生膀胱炎者。

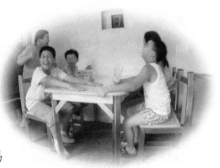

晚期，患者常有貧血，且易

轉移至骨骼而有骨痛，會出現骨質疏鬆。

十八、胰臟癌

病因：為長期抽煙、酗酒者。癮君子罹患此癌的，高於常人二至三倍。暴飲暴食，常食過高油脂食物者，容易罹患胰臟癌。曾經受部份胃切除、慢性胰臟炎及糖尿病的患者，較易罹患此癌。喝過量糖、咖啡，或吃太多的肉類，皆會增加胰臟癌的發生。經常接觸有機氯化合物殺蟲劑，如DDT、DDE，或長年接觸化學藥品、石油產品或各種化學溶劑者。

症狀：初期，出現發燒、噁心、嘔吐、疲倦、上腹常疼痛、食慾不振、貧血現象、體重驟減、下痢。出現腹痛比背痛更常見，持續數月，平躺伸直脊柱時會加劇疼痛，患者疼痛時，常使脊柱彎曲，整個身體呈屈縮狀。

晚期，發生糖尿病病變，當皮膚有嚴重的黃疸出現、皮膚變黃、茶色尿液、皮膚發癢，癌細胞已侵犯到肝臟所造成。當胰臟癌逐漸變大，會阻塞膽管，阻塞膽汁的流出，因此大便變成灰白色。會產生腹水現象，上腹部可摸到堅硬不平的硬塊。

十九、腎臟癌

病因：為經常抽煙者。肥胖者。經常服用高熱量食物、人工化學甘味（色素、糖精、防腐劑）食物者。長期服用藥物飲料者。長

期食用防腐劑、色素、糖精、農藥過多的精製食物及蔬果者。石化工廠工人及附近居民，長久呼吸化學毒氣者。長期於皮革、石棉製造工廠工作，長久受到所使用的化學藥劑、石棉、鎘中毒者，亦可增加腎臟癌的發生率。長久服用雌激素、濾過性病毒感染。

症狀：初期，毫無症狀出現，直到腫瘤過大時，因壓迫到其它器官出現血尿、腰部經常酸痛、腹部出現腫塊。出現噁心、嘔吐，便秘。

晚期，肝功能衰弱，體重減輕、貧血現象、不明發燒，有時會同時出現這三種症狀，嚴重腰酸背痛或腳水腫現象，或出現敗血症。

二十、血癌

病因：為長期 X 光、鐳射線或超音波照射過度者。長期服用化學藥物、苯的化學毒素中毒者。長期維生素 E 缺乏症者。

症狀：持續頭暈、高燒不退、臉色蒼白、容易疲倦、皮膚出現瘀青紫斑、牙齦容易出血。淋巴結、脾臟及肝均因充滿白血球細胞而腫大，血小板減少，淋巴腺腫大，常見的症狀，是臉色蒼白、貧血，很容易感冒或受細菌感染。

二十一、淋巴癌

病因：免疫系統的病毒感染者。放射線、化學藥物長期侵害

者。家族遺傳基因。

　　症狀：出現腹脹、便血、嘔吐、腹痛、胃腸潰瘍。若淋巴瘤侵入骨髓，可能產生臉色蒼白、發燒、不正常出血。一般人常誤以為發炎，而購買消炎服用，雖暫時抑制病症，但癌症卻仍在蔓延。淋巴癌也可發生晚上盜汗、體重減輕症狀。

癌症者共通外相

　　若身體表皮膚色，長期轉變為黯黑或紫黑色，而無法治癒改善者。大部份體內器官血液，已為癌症病毒所侵竄，所以癌症病患者，皮膚外表大都呈現紫黑色，乾燥鬆弛，無有光澤，為肝癌、血癌、腸癌居多。

美國癌症學會列舉癌症七大早期警訊

　　一、排便或排尿的改變。

　　二、難以癒合的傷口。

　　三、不尋常的出血或分泌物。

　　四、乳房或其他部位增厚或瘤塊狀形成。

　　五、消化不良或吞嚥困難。

　　六、疣或痣的明顯變異。

　　七、久咳不止或聲音沙啞。

免疫力減弱的六種因素

一、嚴重疾病外傷或燒傷。

二、慢性又消耗性的疾病。

三、長久的生活失序及營養不良。

四、重大的心靈創傷、長久心理壓力及不良情緒。

五、年老體衰多病。

六、化學藥物消炎劑的長期大量使用。

身上任何部位如腹部、頸部、乳腺等，出現了異常腫塊；鼻腔黏膜的顏色改變，擤鼻涕時帶有血；不明原因的單側耳鳴，聽力改變或流鼻血；陣發性頭痛，同時伴隨著噁心、嘔吐現象；膽囊、膽管、腎臟及膀胱等器官，長期性出現結石情況，皆是罹患癌症的前兆，不可不慎。

癌症又名「全身中毒缺氧症」

疾病的真正原因是身體新陳代謝失常，代謝廢物在血液中和組織中無法排除，因而造成「毒血症」，這才是一切疾病的根源，包括傳染病和慢性病在內，細菌只有在毒性血液中方能發生破壞作用，身體因而全身中毒。

身體新陳代謝所產生的廢物大部份是體內氧化作用所產生的有機酸類，極小部份的廢物則是體內細菌代謝所產生的，由於錯誤的

飲食習慣及生活方式、情緒的因素和環境污染,使排泄功能緩慢,因而引起身體全身中毒現象,血液中及組織中到處充斥沉積代謝廢物,因而引起各種慢性病及癌症。

當細胞正常使用氧氣受到干擾時,惡性腫瘤就自然發生,如果不瞭解這項理論,治療癌症病人必然徒勞無功,凡是忽略了惡性腫瘤趨勢和體內嚴重缺氧之間關係的任何療法,成功的機率極微,身體的組織,若未以高氧充份發揮呼吸功能,正常細胞轉變為惡性細胞,而導致癌症的形成。

如何消滅癌症

停止污染我們的空氣,停止精製破壞我們的食物,停止以致癌化學物質毒化我們的空氣、水源和土壤,停止攝取過量的高蛋白,停止瘋狂追求高度的物質享受,具有知足常樂的人生觀,吃天然而未經加工處理過的食物,呼吸新鮮空氣,飲用純淨清水,接近大自然,經常運動大量出汗,排出毒素,那麼,你就可完全忘掉癌症的威脅,癌症將永遠消失。不是因為我們治癒了癌症,而是因為我們消除了癌症存在的基本因素。

西醫三種要命的癌症療法：
砍、燒、下毒

英國知名的治癌醫師，貝爾醫生說：外科手術、照射治癌統統無效

英國知名的治癌醫師，英國巴特西醫院長貝爾先生在紐約「醫學研究雜誌」上發表說：「癌症是一種血液疾病，因此，應按血液病來治療，有十七年之久，我為癌症病人實施外科手術，但是後來我覺悟了，深信癌症是種全身性疾病，可由正確飲食及增強抗體辦法來預治癌症。因此，我放棄了業務中最賺錢的生意——癌症手術。我注意到，在我為病人施行手術的十七年當中，雖然作了數以萬計的癌症手術，癌症死亡率卻增加了百分之二百。」後來貝爾醫生擔任英國巴特西醫院院長時說：「用手術和照射來治療癌症統統無效。」

關於外科手術的效果，台大醫院黃世傑醫師大作《癌》中提到說：「很多癌瘤在接受診斷或治療前已開始轉移到身體的其他部位，甚至潛伏在骨髓、肺和腦等組織。這種情形，縱然外科手術能達到最完美的境界，也只是清除了手術部位的母瘤，那些游離的惡性細胞一有機會時又會在各處蓬勃地生長，不過，有些腫瘤細胞也可能在局部停留數月或數年之久，才又發作起來。」換言之，外科

手術治療癌症，完全是大海撈針，盲人摸象，碰運氣而已。

癌症末期可一試手術，但仍解決不了病因和爾後的復發問題

英國癌症專家司谷特博士認為，「急則治其標」，當癌症到了危險晚期侵犯到某重要器官時，也可以一試手術，但是仍舊解決不了病因問題和爾後的復發問題。

雖然外科手術是今日癌症治療的主要手段，其價值仍極有限，因為癌症是種全身系統性疾病，癌症通常不易接受手術治療。若要手術有效，腫瘤必須局部化，並能確定其位置。它必須尚未蔓延並滲透其他組織，它必須相當容易接觸到，只有少數病案符合上述標準，縱然具備這些必要條件，手術價值仍舊有限，因為它無法消除癌症生成的各種原因，事實上，因為手術破壞組織的特性，反而促成癌細胞的蔓延。

西藥的化學藥物治癌，等於毒上加毒

正統醫學使用西藥化學藥物治療癌症時，企圖摧毀癌症細胞，或是干涉其分裂繁殖力。雖然許多化學藥物具有這種能力，確能有效殺死癌細胞，同時也摧毀了正常體細胞，結果是玉石俱焚。這有時會造成一種致命性副作用，短期的好處是遲滯癌症的發育，長期的害處是身體自衛機制、免疫能力和重要器官組織功能受到傷害破

壞。而使身體抗體徹底崩潰，後果不堪設想。

　　台大醫院黃世傑醫師大作《癌》中提到，隨便使用藥物，即使癌細胞被消滅了，但是由於細胞遭受傷害過鉅，必然導致人與癌同亡的結局。如此同歸於盡的辦法，當然不是我們治療所追求的。所以，想獲得只許殺傷癌細胞的西藥物，就目前來說，確實困難。

鈷六十放射療法使癌症更加嚴重

　　一九六四年，「美國癌症學會」的官方刊物《癌症》，發表了由五個卓越的醫學研究工作人員所撰寫的一篇長達二十頁的報告：「X光及伽瑪射線放射療法，將造成惡性骨腫瘤（這是一種非常痛苦的癌症），據此可以作出結論，X光和鈷原子放射，不應用於癌症治療。」

　　照射療法使身體衰弱，減低抵抗力，如果輻射太強可能造成死亡，許多癌症病人死於過度輻射或手術。他們的死亡是由治療所造成的功能變形或解剖變形所促成的。

　　美國有名的摩爾曼醫生認為，照射使正常細胞與癌細胞同歸於盡，破壞了維他命C與B群的活動，加速體內細胞新陳代謝作用的惡化，他把照射療法看作一無是處。

「醫學之父」希波克拉底醫生，提倡「自然食物營養治癌療法」

二千五百年前，「醫學之父」希臘的希波克拉底，就是一位自然食物療法醫師。他以斷食、營養、草藥、空氣、陽光、水為病人處方。他認為，癌症是種全身系統性疾病，最後以局部腫瘤表現出來。他的療法就是食物營養療法，他照示我們：「你的食物就是你的藥物；你的藥物必是你的食物。」

　　早在一九二九年，美國的治癌專家，格鐳姆醫生發表過相關言論：「以自然飲食法治癌，並不新奇。過去四年來，我治療過二百二十五個各種形式與不同期別並已確證的癌症病案。至目前（一九二九年）為止，一百七十五個病人仍舊生存，多數已經完全染有癌症病徵。那些對自然療法反應不良的病人，都是先已接受過外科手術，或是接受過大量X光或鐳錠治療的病人。而癌症病人的膳食只包括兩種東西：蔬菜和水果，絕對不能吃鹽。」事實上，遠在一九二九年以前，自然飲食療法即能治療癌症。

　　生在二十世紀的科學時代，沒有人不擁護科學實驗方法，但是今日正統醫學的問題卻是本末倒置，強調手段，而忘卻目的。自病人觀點來說，有效的醫法就是科學的醫法，中國醫學主要是一種經驗醫學，但可維護民族健康達五千年之久。

　　國父，早年以特優第一名畢業於香港雅麗氏醫院附屬西醫書院，先後在澳門和廣州行醫兩年，聲譽鵲起，救人無數。他接受的是正統西醫訓練，並為合格醫師，卻能接受自然醫法，治癒自己的痼疾——胃病。

歐州國家大都採用自然飲食療法治癌

　　美國是個民主自由的國家，但是在醫療制度方面，卻是個極端專制，不容異己的國家，癌症病人除了接受所謂傳統療法的燒、砍、下毒以外，別無選擇的餘地，幸虧世界上還有約三十個寬容自由的國家，其中大多數為歐洲國家，特別是西德，在歐洲有幾百家生物醫學醫院和診所，大多數由正統西醫主持。他們不使用任何化學合成藥物，完全採用安全、無害、而有效的整體綜合營養療法，治療癌症。在西德一地就有四千餘名生物醫師，他們都是生物醫學醫師協會會員。

　　享有世界首席癌症專家之譽的西德艾塞爾醫生曾發表說，凡是接受過傳統西醫療法並活過「五年大限」的癌症病人，最後百分之九十八還是死於癌症，或死亡時仍有癌症。

　　如果讀者並未罹患腫瘤，這並不表示你沒有癌症，也許你正處於「癌前」時期。這時如能採取預防措施，則遠勝於發育為腫瘤後再行治療。改變你的飲食習慣，大量生食新鮮蔬果，少食動物性蛋白質，戒食香料、鹽、糖、精製植物油、咖啡、濃茶、可樂飲料、酒類、精製白米、白麵、罐頭，以及一切含有防腐劑的精製食品，這些都是「非W天然食物」，停服避孕丸及一切含雌激素藥物。

食物就是你的最佳藥物

美國知名醫師兼營養學家，畢勒醫生在他的名著《食物就是你的最佳藥物》一書中說得好：「古埃及人用油、香料及鹽塗在木乃伊的屍布上。今天我們卻用油、香料和鹽做的沙拉調味品，把活人變成木乃伊一般。在街上，隨處可見的均是這些活木乃伊：皮膚乾燥、身體萎縮、滿頭華髮，這些都是肝和腎臟硬化的外部徵候，當我看到他們，便會懷疑在他們死後，何必還要用鹽來防腐。」

一位美籍華人醫生，王恆遜寫過一本書，書名《我如何克服了不能動手術的癌症》，他三十一歲時患了鼻咽癌，輻射療法失效後，他回憶起幼時他在中國故鄉家中養的一條狗，生病時不飲不食的情形，他開始每日飲用新鮮鳳梨汁，並禁食數週，體力大增。復食後，他每日僅進一餐，完全生吃蔬菜或水果，及大劑量天然維他命和礦物質，癌症治癒後迄今已十餘年，從未復發，十餘年來，他始終保持每日一餐的習慣，飲用新鮮蔬菜或水果，每日行慢跑運動，百病不生。

如果你能改變飲食習慣，並服食大量天然維生素，酵素、礦物質和適量微量元素，亦可將進入身體中的有毒污染劑，減少到最低影響限度。據悉，前文所提諾貝爾獎得主，鮑林博士每日攝取天然維生素Ｃ，作為防癌手段之一，正統醫師可能告訴你，大量攝取維生素Ｃ會造成腎結石，可是鮑林博士向你保證，這是「神話」，另外你也應改變生活習慣，例如戒煙、多運動、行深呼吸，抱達觀態度，所謂：「一分預防勝於十分治療」，這就是飲食預防醫學。

癌症中風正在消滅台灣人類

現在，你如何虐待你的身體；將來，你的身體就如何虐待你

　　癌症多數與飲食相關，美國在一九○○年二十人有一人癌症死亡；一九五○年八人有一人癌症死亡；一九八五年三人有一人癌症死亡；二○○○年二人就有一人癌症死亡；正德慈善文教機構，所附設的西方蓮社數年來，從每月助念亡者服務表中，實際調查統計，獲得一項令人相當震驚的現象，台灣二○○四年四人有一人得癌症，而其它死亡病因數據如下：

　　一、亡者平均四人中竟有一人得癌往生，年齡層屬五十至六十歲者居多，肝癌最多，其次肺癌，男眾比女眾得癌人數為多，男人多罹患肝癌，女人多為肺癌。

　　二、亡者平均六人中有一人中風往生，年齡層以六十至七十歲者居多。

　　三、亡者平均七人中有一人心臟病往生，年齡層以七十至八十歲者居多。

　　四、亡者年齡八十歲以上

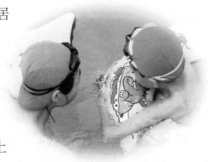

往生者,大都為器官衰竭,自然死亡居多。

由以上數據,顯示國人得癌及中風比率相當高,而這個數據甚為正確,比衛生署所調查報告更為正確無誤,大眾不可再輕忽癌症及中風的殺傷力,是一件值得大眾警惕反省的人生大事,不可再掉以輕心!否則一人得癌中風,全家所要付出的家庭成本及人力精神可謂相當浩大疲乏,尤以精神上之打擊更為痛苦無比。而國家醫藥資源,付出於癌症治療經費,更是龐大驚人。

一人得癌,全家皆得

一個相當簡潔邏輯的道理,一人得癌,全家皆得,一人得的是肉體上的癌,而全家人所得的是精神上煎熬的癌,其痛苦絕不亞於癌症之人。為免除家人痛苦,千萬小心癌症的降臨,否則,癌症定會剝奪你全家人的幸福而絲毫不留情的。

其實防癌及中風之道,簡單有效,無須大道理,把握三個原則:

一、不吃肉、不吃二手貨,凡罐頭包裝製造加工過的食品醬料、飲料一律拒吃,記住!凡任何食物、米糧超過一個月有效期,皆含過量防腐劑或鈉,不可食用,易得癌症及血管病。油不

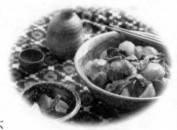

可多吃，油只潤腸作用而無營養價值。含鈉鹽過多食物，不可多食，兩者易令血管阻塞中風。

二、多吃根莖部蔬菜，葉子蔬菜農藥多，不可油炒，得用熱水燙熟，稀釋農藥後，再攪拌少許食用油及醬油。蔬菜油炒，會產生致癌氧化物，加上蔬菜中的農藥，常食保證致癌。台灣茶葉農藥含量過多，先沖泡一遍再喝，免中農藥之毒害。多吃豐富酵素食物，鳳梨、木瓜、蘋果、蜂膠、麥草粉，酪梨，酵素可分解蛋白質脂肪，排解毒素，消炎抗菌。

三、要具有虔誠的宗教信仰，俗人得為生活勞苦，操煩計較，要紓解壓力、苦悶憂惱，談何容易，唯靠宗教信仰及修行力量，方能紓解。否則精神長期處於憂惱壓力狀態下，自然降低身體的免疫力及抗體，無法抵抗掃除體內宿毒，則易於長癌或中風。

癌症、中風病兩大軍團，現正靜悄悄地消滅台灣人類，大眾得好好善待你的身體，切勿再虐待你的身體，勿讓身體再吃下肉類毒素與垃圾食物，否則，現在你如何虐待你的身體；將來你的身體就如何虐待你，令你痛不欲生。

肉、蛋、乳製品是人類三大毒物

牛奶是毒不是補

凡人若能改變飲食習慣，即能改變癌細胞成為健康細胞，天下雜誌曾報導一九九一年美國農業負責醫藥委員會約翰羅賓斯博士研究發現，癌症不是遺傳，肉、蛋、乳製品是人類三大毒物，牛奶是毒不是補，人喝多了牛奶或乳製品，引起體質過敏、老年癡呆症、心血管疾病、骨質疏鬆、精神分裂、腸胃疾病、糖尿病等，而畜牧時因使用大量抗生素、荷爾蒙、生長激素、殺蟲劑，加熱殺菌，對牛奶破壞，造成牛奶成為毒素，而牛奶對小牛是完美食品，對成人兒童則非完美食品。

　　美國利益團體的壓力，造成媒體誤導，說喝牛奶可補充骨骼鈣質，那是電視廣告所宣傳的，美國報紙於八八年曾經報導美國醫師協會控告乳製品協會廣告不實，有誤導消費者之嫌，反牛奶聯盟發表牛奶是致命毒藥，談到牛奶有很多負面影響。

　　嬰兒有乳糖不適應症，四歲以後小孩喝牛奶拉肚子，換牙後消化道內的酵素乳糖酪蛋白消失的原因，大人喝了會拉肚子，因牛奶中特殊蛋白結構，使部份免疫系統過度反應，又如氣喘、變胖、扁桃腺炎，台灣五人學童就會有一人氣喘，情況相當嚴重普遍，這是長時間喝牛奶所引起的過敏症，大人還糊里糊塗地喝牛奶、起司、優格，若能斷半年不喝牛奶，以上症狀定會改善。

　　牛奶中的酪蛋白過多，阻塞全身組織器官的黏液，造成心血管疾病，鼻塞、痰多、多發性併發症。人奶含有兩種物質是牛奶所缺乏的，一是卵磷脂，一是牛膽質，這兩種物質為嬰兒腦部發育主要

營養，攸關嬰兒智能，非牛奶能取代的。

嬰兒常喝牛奶，會造成腦筋遲鈍及孩童胃腸病

人奶是含白蛋白為主，牛奶是含極難消化分解的酪蛋白，牛奶中的乳凝塊適合有四個胃的小牛，不斷的消化分解，方能完全消化吸收。人喝了牛奶的酪蛋白，於胃中會形成泥凝乳，會包圍胃中食物，阻礙食物的消化，造成腸胃的傷害。

牛奶缺乏礦物質、鐵、磷、鎂、碘，人奶則含豐富礦物質。小牛出生後，飲用牛奶促使骨骼身體快速發育成長，但腦部發育較慢，所以需要大量的蛋白質補充；而嬰兒身體成長緩慢，腦部卻快速成長，超越所有任何動物，故需要卵磷質及牛膽質補助。現在的孩子身體發育成長得很快又高大，但智能卻大大退化，高大的身體，是牛奶高蛋白所造成的，但腦部發育卻大不如前。

所以，出生嬰兒應母乳為佳，則腦部及身體的發育才能健全正常。凡乳製品皆含有多種蛋白質，是造成孩童身體過敏及免疫力降低的主因，更會影響胃腸異常變化，導致嚴重潰瘍，因乳製品中高濃度蛋白，需靠胃分泌更多的胃酸及酵素，方能分解，而造成胃壁過度刺激產生胃潰瘍，以前大家誤以為喝牛奶會有益胃潰瘍，那是錯誤的觀念。要知道成人的

大腸潰瘍發炎、孩童急性扁桃腺炎、慢性鼻竇炎、中耳炎、淋巴腺發炎，只要停食牛奶及乳製品短期一兩個月就可獲得很好的改善。

英國女教授研究報告，牛奶含有IGF-1，常喝牛奶會致癌，乳製品是高致癌物質

人應該像遠離香煙一樣遠離牛奶、奶酪及任何乳製品，這是一名英國科學家最近提出的建議。這位名叫簡‧普朗特的女教授說，經她的研究調查發現，乳製品可稱得上是人體癌變的催化劑，讓女性罹患乳腺癌、男性罹患前列腺癌的機率大大增高。普朗特建議人們不要吃任何乳製品，將它們徹底從食譜中刪除才是明智之舉。

普朗特教授在最近的十多年裡，發作過五次乳腺癌。自身的遭遇讓她開始關注乳腺癌，她驚奇地發現，在中國一些偏遠農村地區，人們幾乎不吃乳製品，那裡乳腺癌的發病率也驚人的低。普朗特開始猜測，這兩者中是否有一定的聯繫，她嘗試不吃任何乳製品，五週以後，頸部的腫瘤開始發癢、變軟直至最後病狀完全消失。由此她研究出了，乳製品是高致癌物質的結論。

她在研究中發現，乳製品中的化學成分就如IGF-1一樣，導致機體癌變。牛奶中本身就有IGF-1，而且奶牛經奶製品工業選擇育種後，產下的牛奶中IGF-1的濃度變得更高。在男性的血液中IGF-1的含量越高，越促進前列腺特殊抗原PSA的生成，而PSA是導致前列腺癌變的蛋白質。普朗特教授還說，鮮奶和乳製品中的鈣會降

低維生素D的活性，維生素D則是預防乳腺癌和前列腺癌變的有效物質。

就如胃癌在日本、冰島、芬蘭特別多，經研究發現，這些地方人民，特別喜歡吃酸辣食物及醃漬蔬菜、牛奶製品等有關。

科學家經十三年研究發現，喝飲大量牛奶，會增加卵巢癌發病率

瑞典卡洛林斯卡研究所完成一項研究表明，大量飲用牛奶會增加婦女卵巢癌的發病率。這是科學家對六萬多名每天飲用二杯以上牛奶的婦女調查後得出的結論。

科學家研究十三年之久，發現那些每天飲用四杯以上奶製品的婦女，卵巢癌的發病率比每天喝二杯牛奶的婦女高出一倍。牛奶中的乳糖會刺激腫瘤生長。至於牛奶製品與癌症有關的理論早就有過，主要是乳腺癌和前列腺癌。科學家建議，在沒有弄清食品中特定成分前，最好不要大量飲用牛奶。

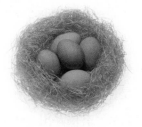

美國科學家禁止兒童餵食牛奶，會令鈣質大量流失，得貧血症

美國飲食與疾病研究權威，麥都果醫師 Dr. McDongall 的研

究報告「人類鈣質的缺乏並不在於飲食的攝取不足，反而是攝取過多的蛋白質，會流失鈣質，須由骨髓補充，導致骨頭中的鈣質大量流失，要維持骨骼中的鈣質就得改變飲食，不是增加鈣質的攝取，而是減少蛋白質的攝取量。」

牛乳的神話（黃建蘭醫師提供）

　　牛乳在漫長的飲食歷史登場較晚，在人類的生物生理遺傳演化上有適應不好的情況出現，最明顯的就是消化不良與過敏，而所謂的消化不良即是指「乳糖不耐症」。乳糖不耐症是指人體內的乳糖酵素不足，無法消化牛乳中的乳糖，所以乳糖成了腸內菌的食物，而產生氫氣等，造成腹痛、腹脹、腹瀉：：等消化不良症狀；其實，乳糖不耐症不是疾病，而是所有的哺乳類動物都會發生的情況，特別是在斷奶之後，人類的腸道就會停止分泌乳糖酵素，待成長到二到五歲，乳齒長出來時，這酵素就會減少或停止。

　　由營養成分來看，牛乳對犢牛是完美的營養食品，就像母乳對嬰兒是最佳的大自然營養食品相同，但是牛乳是否為人們（包括嬰兒）的完美食品，答案卻是否定的。

　　以嬰兒來說，母乳遠遠超過牛乳自不待言，故聯合國世界衛生

組織建議，「嬰兒前六個月應完全吃母乳，之後添加適當的固體食物，同時繼續哺餵母乳，至少到兩週歲以上。」一般而言，母親在繼續哺乳的情況下，大約到二歲也會自然斷乳，這是大自然的生理調節作用，與幼兒到二歲後乳糖酵素減少分泌相同，警告人們「不要再吃牛乳了」。

根據營養學的理論，牛乳是「最佳食物」，其主要原因在於成分中含高量的蛋白質及鈣質，這其中有許多「迷思」。

我們就以母乳和牛乳的營養來作比較分析。

一、蛋白質：

牛乳中的蛋白質佔百分之三點五（牛乳中，水分佔百分之八十八），是完全蛋白質，其成分是百分之八十的酪蛋白及百分之二十的乳清蛋白；牛乳的蛋白質比母乳多三倍，乃因小牛生長快速，但對嬰兒來說，牛乳的蛋白質含量太高，無法完全利用，而且代謝後產生尿素，增加腎臟溶質負荷，這對嬰兒未完全成熟的腎臟而言是極大的負擔，而嬰兒胃酸有限，消化酵素不易穿透且不易消化，易形成「乳結石」或「乳團塊阻塞症」，而母乳就無這方面的困擾。

對成人而言，牛乳與乳製品也因為凝乳酵素的分泌減少而不易消化酪蛋白，易形成凝乳，不易消化吸收，而凝乳酵素和乳糖酵素相似，僅在嬰兒期由胃腸道分泌，之後逐漸消失減少。

食物過敏是身體的免疫系統過度反應，通常是由含蛋白質的食

物引起，包括牛乳、蛋、小麥、甲殼類、果仁、豆類……等，其中牛乳佔重要因素，對於小兒過敏性疾病（過敏兒）的預防，也是要禁止牛乳的攝取，包括孕婦從懷孕第七週後就開始實施。母乳內含的胱胺酸、色胺酸及牛胺酸多於牛乳，對腦部發育很重要。

食用牛乳時不宜和其他食物相混，牛乳中所含的酪蛋白及脂肪，會防礙其他食物的消化；此特點讓牛乳可做為解毒劑。

二、鈣與其它礦物質：

牛乳的礦物質含量大約是母乳的三倍，其中鈣含量為母乳的四倍左右，而磷含量為母乳的五到六倍，所以對嬰兒而言，牛乳對未完全成熟的腎臟負荷太大，故牛乳不適合嬰兒，也因此有各種的較低比例鈉、鉀、氫等的嬰兒奶粉替代母乳。

牛乳除了鈣、磷含量大外，其鈣、磷比例為一點二比一；和母乳鈣、磷的比例二比一，二者比較下，牛乳的磷含量太高。鈣和磷的吸收互成反比，但磷吸收較易，可達百分之七十以上，因牛乳中含磷特別高，吸收也多，相對的鈣吸收減少，且會阻止鈣的吸收。

而食物中鈣與磷為二比一或更好的比例時，才是鈣的理想來源，因此常聽「多喝牛乳，可以補充鈣質，可以預防骨質疏鬆症」的長期「被洗腦」的觀念，是令人存疑的！

三、維生素：

牛乳的維生素和母乳的差別較小，維生素包括有水溶性及脂溶性的維他命A、D、E、K等，皆算豐富。

四、醣類：

牛乳中的醣類大部分是乳糖，佔牛乳含量的百分之四點九，雖然含量高，但甜味很弱，只有蔗糖的百分之二十；除了乳糖外，牛乳還含有少量的葡萄糖、半乳糖及其他糖類。

母乳醣類主要成分亦為乳糖，但含量較高，比牛乳多百分之五十以上，在嬰兒期皆可由胃腸分泌的乳糖酵素來分解，供給身體的能量供應；牛乳的乳糖在嬰兒小腸可完全被吸收，而母乳的乳糖有部分可達大腸，抵達大腸後，受腸道正常細菌發酵，造成酸的環境（由於乳酸），而這種酸的腸內環境更有助於比菲德氏（雙叉乳酸）桿菌的生長，可抑制致病性細菌的生長，刺激腸內蠕動而不易便秘，減少肛門周圍皮膚炎，抑制腐敗性細菌繁殖而不易腹瀉。由此，餵食牛乳者，其糞便細菌較多，但無抗腐敗細菌菌數；餵食母乳者，其糞便內腐敗性細菌數較少。

五、脂肪：

牛乳中脂肪含量變化最大，通常佔百分之三到三點八；牛乳和母乳的脂肪相比較，母乳多一些，但牛乳的飽和脂肪酸和不飽和脂肪酸比率約二比一，而母乳二者比約略相等。由於牛乳中因含較多

長鏈飽和脂肪酸，在腸胃道易與鈣結合產生皂化，不易吸收，而母乳含較多不飽和脂肪酸，消化吸收較易。而吃母乳的嬰兒在腦及視網膜含有很多的DHA，對視力及腦力遠勝於吃牛乳者。

六、水分及酵素：

牛乳水分佔百分之八十八，和母乳差不多

牛乳中的酵素很多，可幫助營養素的吸收，也含有一些抗體及細胞，可以避免小牛被感染，但對人則無效；相對地，母乳中也含有免疫球蛋白、白血球、補體溶菌素……等，皆可為抗感染因子，使餵母乳的嬰兒不易有中耳炎、呼吸道及腸胃道感染，且對兒童期的糖尿病、癌症、淋巴癌……等有預防效果。此外，母乳中還有核苷酸可以促進腸黏膜發育及吸收養分。這些抗感染及免疫效果的母乳是牛奶、嬰兒配方乳粉及市面新出現的核苷酸配方奶粉所無法比擬的！

由身體疾病來看，依現在營養學的觀念來看牛乳，它是高脂肪、高蛋白、高鈣質、高磷質的食品，與現在的健康觀念並不完全吻合，故過分攝取乳類及其製品，就必須小心現在文明病，包括心血管疾病、高血壓……等的可能性。

牛乳及其製品至少含二十多種以上不同類型蛋白質，此為引起人類過敏反應的原因之一。所以食物過敏、自家免疫疾病都和牛乳有關係。由於牛乳的蛋白質濃度高，消化不容易，故消化性潰瘍者不宜服用牛乳，否則反而會引起胃酸分泌，使潰瘍更嚴重。其他如氣喘、鏈球菌喉炎、扁桃腺炎、慢性鼻竇炎、中耳炎、潰瘍性大腸炎、粉刺、面皰……等許多和炎症及過敏有關的病患皆不宜食用牛乳及其製品。

幼兒長期便秘，也可能和牛乳過敏有關，若以豆漿來替代牛乳，可以改善。從中國醫學的陰陽屬性來看牛乳及其各種製品，是不太相同的！

白色的牛乳是陰性食物，因其為白色，故屬冰冷的力量，可冷卻身體，若加上白糖，會更加強其涼性，依陰陽平衡調和的飲食觀念，陽性較溫熱體質的年輕人或孩童較合適，但虛寒體質者（尤其婦女）或老人則非常不宜。

相對的，硬或鹹的乾酪（乳酪）可視為陽性或收縮性食品，牛乳、牛油、酸酪乳視為陰性或膨脹性食品。

牛乳一般可視為中性食物但偏鹼性，而牛油及乳酪視為酸性食物。牛乳是生殖腺的產品，含有荷爾蒙的本質及數量，因此對於女性生殖器官的疾病，例如卵巢子宮腫瘤、炎性疾病（白帶）

……等有相關性，根據中國醫學「以臟補臟」或「以形補形」的理論舉例來說，過量的白色牛乳攝取後應該就會造成白色的陰道分泌物流出（白帶），以取得身體的平衡。

牛乳的陰性使體質趨於虛冷，對於體質較虛冷的人們而言絕對是負面的。牛乳的酪蛋白太多，往往會形成阻塞全身各組織器官的黏液，形成病變，因此在自然療法專家的觀念中，牛乳是氣喘、感冒、鼻塞……等的飲食禁忌。

多發性硬化症發生率和孩童時期攝取太多乳製品有關聯性，這是有名的例子。

各類乳製品由於經過各種處理過程也有負面影響，例如加熱消毒殺菌（巴斯德氏）法及超高溫殺菌法，雖可殺死結核菌（牛型）、布魯士菌、傷寒菌……等，但也同時改變或破壞酵素、維生素、蛋白質及脂肪結構，而環境污染的農藥、化學物、添加劑、荷爾蒙、抗生素……等卻仍存在。

在動物實驗中，將母牛的乳加熱消毒後再餵養小牛，牠們都活不長或是經過數代後生育力會減退，這表示殺菌過程的負作用，因此牛乳的建議喝法，應該是從健康的母乳直接擠出而儘速喝入，但事實上，在現代的社會根本不可能。

牛乳的均質化造成很大的問題；所謂均質化是指破壞牛乳中的脂肪球，均質化的牛乳會大量釋出一種黃嘌呤氧化酵素(Xanthine Oxydase)，又稱XO，可以分解蛋白質，它可由脂肪釋出通過腸壁

進入血液循環，它可使血管壁破壞及腐蝕，進而使血管壁失去平滑性，並進一步積聚纖維蛋白、血小板、崩解血球……等，引起血管壁瘢痕及血管硬化，而這就是心臟病的主要原因。

牛乳均質化愈普遍的國家，比採用生乳較多而均質化較少的國家，其心臟病發生的比率高出很多。

低脂牛乳中，由於乳脂含有前述可分解蛋白質的酵素ＸＯ減少，相對地會使牛乳中的蛋白質消化使用困難，此外，從牛乳中抽出脂肪，相對使蛋白質增加比重，無形中加重腎臟的負擔。

牛乳發酵後的產品，如優酪乳或乳油，廣泛被許多民族或地區所食用，並認為有醫療保健的效果，可以防止動脈硬化、高血壓，或抑制癌症……等，這些作用都是由乳酸菌（多種）及酵母菌所造成，並不是牛乳的因素；其機轉是乳酸菌分解部分牛乳中的乳糖造成乳酸，對於腸內菌叢平衡有正面影響。

結語

由於知識及經驗的累積，使我們了解牛乳是爭議性很大的食品。牛乳的正負面影響很多，尤其是它不利於人們健康的部分，故不該被稱為人們的健康食品；事實上，應稱為「犢牛的最佳食品」。食物對我們

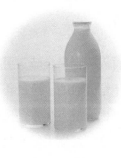

人類身、心、靈的作用及影響是絕對的，如何取捨之間得到平衡，是需要智慧的！

長久以來，大家認為喝牛奶可補充鈣質，這是非常錯誤的觀念

美國科學家發表，禁止九歲以下兒童餵食全奶，會得貧血症。長久以來認為喝牛奶可補充鈣質，這是錯誤的觀念，牛奶的鈣人體不容易吸收，而且會令骨頭鈣化，全世界骨骼疏鬆症最多的國家英、美、瑞典、芬蘭，都是乳製品消費最大的國家，就連咳嗽跌倒就斷了骨頭。人體補充鈣質，只要多食用綠色蔬菜就有很多的鈣質，含量都超過牛奶肉類。況且現市售鮮奶都含戴奧辛，是值得注意的一件事。

美國阿拉斯加的愛斯基摩人飲食，含有世界最豐富的蛋白質，取自魚、鯨魚等，鈣質的攝取量為世界最高，但愛斯基摩人的骨質疏鬆症，卻是世界之冠，多數人不到三十歲就彎腰駝背，再次證明含高量蛋白的魚、肉、牛奶是造成骨骼鈣質大量流失的主因。

吃素不要奶蛋一樣健康，一粒糙米就像雞蛋一樣，是完整營養的

有人問吃素食時，可不可喝牛奶、吃雞蛋？我認為牛奶是養小牛而不是養人的；至於雞蛋原本是孵小雞的。而且現雞蛋內含有化學污染物，況且蛋本是母雞月經血所形成的，對修行持素者較不清淨。其實一粒糙米就像雞蛋一樣的完整營養，多吃糙米與吃雞蛋沒

有兩樣。或許有些人認為，不喝牛奶、不吃蛋，無法攝取足夠的鈣質，事實上，鈣質並不一定要從蛋類和牛奶中攝取，一切有根的蔬菜，基本上都含有鈣質。另一方面，有些人可能擔心鈣質攝取量不足，容易罹患骨質疏鬆症。

半熟的蛋會致命，蛋中含有一種對人體有害的細菌，造成嚴重疾病

美國政府規定，今後廠商要在蛋盒上貼警告標籤提醒民眾：「雞蛋當中含有有害細菌，會造成嚴重疾病，一定要把蛋黃煮熟再吃。」美國Whilenall大藥廠最近在一個對蛋養分的研究中發現，蛋中含有一種對人體有害的細菌，造成嚴重疾病。

其實，骨質疏鬆的問題並不像大家所想的那麼嚴重，就如前段文所言，根據調查顯示，全球骨質疏鬆症罹患率最高的地區是阿拉斯加，其次是美國和歐洲，中國大陸則很少，原因為何，因為阿拉斯加人常年吃魚，美國和歐洲人民又經常吃肉所致，換句話說，沒吃肉、牛奶和蛋類，像中國大陸人民並不會因而罹患骨質疏鬆症。只要多運動、多吃糙米和全麥麵包，自然就可避免骨質疏鬆症。

美國農業部發現，牛奶、優格根本無鈣、鐵成份

現代孩子三至五歲就發現嚴重缺少鈣、鐵，大家從小不是喝很多牛奶嗎？原來美國農業部發現，牛奶、優格根本無鈣、鐵，這是

一個重大發現。其實菠菜、青椒、小麥、黃瓜、海帶、豌豆含多量鐵質，而紫菜、香菇、木耳、綠藻、青菜頭等含多量的鈣。

而造成骨質疏鬆的另一因素，是魚、肉、牛奶皆是酸性物質，血液為維持酸鹼平衡，則骨頭必需釋出更多的鈣質來供給血液所需，而造成鈣質流失，除體內為消化大量蛋白質造成鈣質流失外，缺乏運動，常喝食含過量鹽及酸性食物的汽水、可樂及加工精製食品，也是造成骨質疏鬆的因素。

現代畜牧養殖業為了家畜生長快速成長，促進肉質肥美，母牛乳汁增加，皆於飼料中添加抗生素、化學生長激素、荷爾蒙、黃色素化學添加物，這些化學品毒素流入牛奶中，人攝食後就進入人體而中毒得癌，或罹患心臟血管疾病、糖尿病等。

干擾身體不平衡四大因素：脂肪、毒素、黏液、壓力，吃太多的蛋白質及甜食，就會產生很多黏液，家長應好好檢討孩童飲食。以前孩子感冒流鼻水一下就好，吃不好東西拉肚子就好了，現孩子吃過多甜食蛋白質，乳製品，黏液就多，而孩子感冒、拉肚子就讓孩子吃藥，西藥的抗組織胺吃下去黏液就壓下，結果黏液就在淋巴腺系統鑽來鑽去，鑽到耳朵成中耳炎；鑽到鼻子成鼻竇炎；鑽不出，就停留於淋巴系統，以後就得癌症。

要吃肉、蛋、牛奶才有營養，此觀念一百年內害死了三代美國人

現代人吃食各種沙拉油、豬油太多，美國營養學家從一九一四做白鼠實驗，餵食動物性蛋白質，老鼠長得快又大，孩子吃多了動物性油蛋白質，長的快又壯，母親看了最喜歡，美國人從九一五至一九二〇全家開始流行喝牛奶，吃牛排，不是得心血管瘤就是癌症。

美利益團體於一九一五年成立公益形象教育委員會，印製不實的圖表，發行至全美國中學，老師誤以為是對的，開始教小孩子要吃肉、蛋、牛奶才有營養，美國由英國清教徒移民過去，生活飲食本是很簡樸，但因此教材在一九二五年後，全美國發酵，導致家家喝牛奶、吃牛排餐，此觀念在百年內害死了三代美國人，現美國人已懸崖勒馬，正在修正它，但台灣人卻死守這個理論，未來將會有更多人得患血管疾病、癌症的，所以要吃肉、蛋、牛奶才有營養的理論是絕對錯誤的！

二次世界大戰，美國參加韓戰，戰死的美國兵屍體，經解剖後發現百分之七十七的士兵有心血管硬化問題，而北韓士兵解剖後，血管卻是清潔的，但南韓士兵卻多數是與美國士兵同樣患有心血管疾病，因飲食相同而導致罹患相同的疾病，美國開始研究出，發現與飲食有絕大關係。

加拿大禁止美國牛奶進口

加拿大禁止美國牛奶進口，美國牛奶品質差，有三項因素：

一、牛多在工廠環境中飼養，很少活動地方，不是放牧，因此牛隻健康情形很差，患血癌的例子不少，同時飼料中有防腐劑或抗生素會污染牛奶。

二、牛奶在運輸保存方面，經過很長時間，新鮮程度很差，加上高溫消毒，破壞營養成份，加拿大不許其進口。牛奶裡含有荷爾蒙，為促進牛隻的快速生長，有時會注射荷爾蒙。

三、美國嬰兒的氣喘，可說是對牛奶的敏感，這方面的資料很豐富，牛奶的營養不比豆漿差，但牛奶膠質含量高，有副作用。

四、會使人氣喘。同時很多人對牛奶敏感，但對豆漿不敏感。

美心臟科協會發表過牛奶含毒的研究結果，卻都被利益團體封殺掉

美國Time雜誌發表過類似文章，美心臟科協會也發表過此研究結果，卻都被利益團體封殺掉，因此消息若被廣大報導，必定影響牛奶生意，但終究還是被發現，而植物油（沙拉油）也是大問題，分為固態、半固態的，塗在麵包上的奶油、乳瑪琳及cheese 在製造過程中，植物油清化，產生脂肪酸和清化油，食用後造成不孕症、心臟病、癌症、攝護腺癌、糖尿病，一切都與脂肪酸有關係。

哈佛醫學院Doctor Antuphin 自然醫學主持人研究報告，油脂造成荷爾蒙分泌異常，細胞膜缺陷，台灣人肝臟，因吃過多油炸、煎炒食物，造成火氣大，油經高熱後更毒，會產生致癌的氧化脂

酸,因這些毒素從皮膚出來,會發現孩子皮膚長東長西,得注意孩子肝臟出問題,脂肪酸堆積在肝,成了脂肪肝,肝就硬化,有些跑到血液,驗血時就發現膽固醇、三酸甘油脂過多,問題就大,大小血管則會堵塞而導致中風、高血壓、心血管疾病。

而這些脂溶性毒素,若是女性會從月經排出是好的現象,男生則無,此毒素不易排出,則跑至毛細孔,少年掉頭髮,血管堵塞;有的跑到關節,就成退化性關節炎;有的干擾內分泌系統,就會生出一些毒性的毛病,如糖尿病患者若多吃低油脂高纖維食物,則會減低糖尿症。

奶製品公司所用的毒物數量到驚人程度

美國最大的冰淇淋公司三一公司股東John robins,有天良心發現,公開報告,今日奶品公司所用的毒物數量達到驚人程度,現農場所使用的生長激素、殺蟲劑、荷爾蒙及畜養技術偏差不當,導致奶製品含過多化學毒素,奶製品也是小孩大人過敏症的主因,奶製品含有多量脂肪、膽固醇,增加癌症及心臟病發作的危險。挪威國家研究發現,國內多數年輕人患有糖尿病,與大量食用奶製品有相當大的關係,有十多歲小孩就出現糖尿症的情況越來越嚴重。

蛋、魚、肉、豆腐,蛋白質含量都很高,高蛋白質飲食,會令體內鈣質大量流失,需大量的鈣去消化蛋白脂肪,油脂還會干擾心臟血管,引起腦中風及癌症。

婦女若常吃肉、蛋、奶三毒物，得乳癌機率比一般婦女高四倍，婦女更年期時，更不可吃此三種毒物，吃進去就出不來，體內自然生癌或中風。

　　而動物性油脂吃得越多，青春期就越早，青春期越早，人就越早老化。香腸、熱狗、優格、冰淇淋、漢堡、低脂牛奶等食物，騙了美國人一百年了，吃多喝多了，結果成了關節炎、心血管疾病、糖尿病、癌症等一大堆疾病都出來。

食用牛肉最容易致癌

　　牛肉是一種高危險的食物，日本營養學會研究，食用牛肉最容易致癌，因牛肉含過多的抗生素、生長激素、荷爾蒙。尤其現在雞肉更不可吃，以前養雞至少要三個月才可宰食，現雞商養三十六天就出售，多養一天就賠錢了，更用過量抗生素，荷爾蒙脂溶性毒素滲透在皮下，所以在美國煮雞，都一定要將皮剝掉再煮食。

　　歐美流行的狂牛症的變性蛋白，根本是殺不死的，結果這些牛肉作成了漢堡、牛排，就是加熱也是殺不死的，屯積體內就百病叢生。而吃零食是校園暴力的元凶，薯條、糖果、餅干、蛋糕、巧克力、速食麵、沙士、可樂、罐裝咖啡果汁、碳酸飲料、漢堡等，常吃這些零食，令孩子疲乏、記憶力不集中、暴躁、情緒不穩定，因這些垃圾食物（jungle food），易使鈣質大量流失，體內長期缺鈣，就會產生精神不穩定，易發脾氣，出現暴力傾向。

懷胎母親吃肉，會將毒素過繼給胎兒

母親體內毒素往往會過繼給胎兒，胎兒其實喜歡母親勿吃肉，多吃素，所以會害喜，而母親吃肉毒下去，懷孕時月經不來，所有毒素都轉嫁到孩子身上，孩子一生下來，引起皮膚病或癩痢頭，全是承受母親體內毒素，以致於有些母親生下孩子後，身體反而變好，結果卻讓孩子活受罪！

英國史懷哲醫生是最偉大醫師，曾於七十年前用飲食療法，就治好一大堆肺結核病患，移民到美國後，更治療很多癌症病患，他很少使用西藥來治病。

我們從小就被教育灌輸肉、蛋、乳製品是三大營養素，現代醫學已研究發現，原來肉、蛋、乳製品是人類飲食的三大元凶，害死了好幾代的人類生命健康。

美國一百年前，利益團體就一直傳播錯誤訊息，以各種方式宣導，讓大眾誤以為奶、蛋、肉是最佳營養品，過去很多正確健康飲食訊息都被封殺掉，丹麥曾在第一次世界大戰時被鄰國封鎖，物質短缺，全國吃素一年後，全國死亡率明顯下降。

西醫對癌症完全束手無策

多數西藥無治療作用，卻是毒害人類身體最大元凶

美國哈佛醫學院身心醫療部Bansan博士，花費三十年時間研究，發現百分之七十五至九十的西藥，確實無任何治療作用！卻是毒害人類身體最大元凶。人類生病需藉由健康的食物攝取營養，抵抗病菌，才是正確治療疾病最佳方式，不能再吃西藥治病，來毒害自己的寶貴身體。

大部份肺肝腎機能衰竭的人，皆被藥物毒死的，就如很多人在咳嗽時，誤以為痰會轉移到肺部，就以藥物壓制，久了就成了肺炎，肺積水及至肺衰竭。

現在癌症的人越來越多，要瞭解癌症的共犯結構並非單純因素。它是隱藏在飲食界、教育界及醫藥界當中，此鐵三角害死不少人。以現代人臉上越多斑點、雀斑、白點，即平時愛吃甜食、乳製品、冰淇淋所引起，從皮膚便可看到一個人內臟狀況，所謂病從口入，癌字，三口一山，吃食堆積如山，自然成癌。

放射性治療的緣起與黑幕

談到癌症常用放射性治療的緣起，這是美國賣鈾商人，在二次世界大戰後，無法繼續出售給軍方製造原子彈時，商人即將過剩的

鈾原料，轉移使用在醫療方面，找上當時美國最大的癌症私人治療中心「紐約史龍海特癌症中心」，商人捐一筆大錢給中心，條件就是要求每位癌症病人要使用鈾來作放射性治療。

我們東方人至美國，就將整套放射性治療方式，帶回來治療癌症，不知燒死多少可存活的癌症患者。其實，美國Time雜誌就曾報導，西醫到現在還不知道如何治癌，更不知腫瘤會腫也會消，西醫對於癌症，根本束手無策。

現代女孩早熟易得乳癌，男孩早熟易得攝護腺癌

現代孩子內分泌很早就失調，因吃了過多的垃圾食物與油炸食物，經常吃炸雞、漢堡、可樂飲料，導致女孩月經提早出現，則患乳癌比率增高，男孩則提早患攝護腺癌。

陽明大學工研系實驗研究，一隻蟑螂放在可樂不久，就可侵蝕分解掉，可樂醋酸太高，汽水、沙士PH值糖分很高，但陽明大學此項研究報告卻未被報導出來。

每年至少感冒一次至二次，得癌機會比別人少

有些人說我好健康，好多年沒感冒，有人三年不感冒而得腫瘤，健康只有一條路，就是將身體不平衡調到平衡，把廢氣毒素排出，所以每年至少感冒一次至二次，得癌機會比別人少，所謂小病不斷，大病不生，一年感冒一至二次是自然的現象，小孩從小常感

冒，大人不感冒臉色就不好，代表淋巴系統都堵死了。

以前大人咳嗽，會咳出痰來，現在人只有乾咳，就吃化痰藥，不是好化的，痰就梗在肺部裡，X光是照不出來的，而每年的健康檢查是不保證健康的，肝驗血GOT、GPT值都正常，還是得肝癌和肝硬化，量血壓正常收縮壓為一般正常值，檢查正常，但中風心肌梗塞還是照常發生。一般人的肺部，存積一大堆痰黏液，無法排出，有人咳一個月，才知肺有很多痰，結果久了就成肺炎或肺癌。

現在小孩發育提前，脂溶性毒素過多，小學五、六年級長青春痘，大都皮膚不佳，有人還說是青春期的正常現象，若發現臉上長東長西，就馬上要警覺，注意飲食，這就是體內毒素過多的一種警訊。

若癌症者，以半年時間，完全改吃有機的全素食物，則一定會好的

醫學院多無提到此點訊息，國外很多人因飲食慢慢改變，腫瘤就消失，一九八八年美國有位哈佛醫學博士教授，審查二〇〇位癌症，卻因改變飲食習慣，吃全素都好了，不吃白麵、糖、加工食物，以維生素、礦物質充飢，若癌症者，以半年時間吃有機的全素，則一定會好的。

植物奶油的害處更大，吃素者吃出一大堆毛病，就是植物奶油害死的，乳瑪琳植物油，不但增加不良膽固醇，同時減少良性膽固

醇，干擾必要脂肪酸的新陳代謝而引發某種癌症。

營養醫學之最高原則四低一高，1低蛋白。2低油脂。3低糖。4低膽固醇、高纖維。得癌症與吃高蛋白有關係。八十五年英國癌症專家，維廉斯醫生說：西方癌症越來越多，因吃動物蛋白太多所導致的，錯誤營養學，就是叫人一直吃過量的蛋白質的。

日本血液學博士森下進一，解剖一○○歲老人無疾而終，不是病死，卻發現每人身上都二至三種腫瘤，癌症不是會弄死人，有些癌症被宣佈只存活三至六個月，若你當作一回事，你就自動停止呼吸。

肉食含有多種致癌毒素與病菌

吃米飯跟菜類的中國人得癌的機率最小

現在不只是台灣，全世界各國的素食館就像雨後春筍般地到處林立，愈來愈多的科學家、營養學家都漸漸的投入了素食的行列。愈多的證據顯示，過去的科學界、醫學界，他們對飲食科學犯了一項重大的錯誤概念，導致很多先進國家的百姓，罹患各種文明病。這項錯誤的科學理論，造成全球已經有數億計的人，因此提早結束了他們的生命。

美國人罹患乳癌、直腸癌、肺癌的比率為世界的前三名，百分

之五十的人死於心臟病、高血壓。而貧窮落後的國家，罹患率卻低得出奇，美國、英國、芬蘭、瑞典人民的骨骼疏鬆症罹患率，也高得出奇，甚至大聲咳嗽，坐在顛簸的公車上就可能折斷他們的肋骨。

美國及英國人的直腸癌、肺癌、骨骼疏鬆症的罹患率為世界之冠

有關這方面最完整的研究，是美國康乃爾大學的肯柏教授，在中國大陸裡調查完成的，這是自古以來所有關癌症方面的資料，規模最大的，他在中國大陸六十五個縣市裡面，每一個縣市各選出一百名，總共有六千五百名的成年人參加這項規模最大的研究計畫，其中包含了各種不同的環境、不同的生活方式、以及各種不同飲食習慣的，經過幾年的追蹤研究之後，發現，這些吃低脂食物，米飯跟菜類的中國人，他們得到乳癌的機會很小，直腸癌、肺癌、或是骨骼疏鬆症的罹患率更是低。吃高脂食物的美國人、英國人、瑞典人跟芬蘭人，他們這方面疾病的罹患率都是世界之冠。

中國人所吃的蛋白質由動物方面攝取而來的，只占個人總量的百分之十，美國人所攝取的蛋白質，竟然有百分之七十是由動物身上吃來的，因此，各種文明病在他們的國度裡，就像傳染病一樣到處在蔓延，飲食確實是出了問題。

早餐是吃鹹肉和蛋；午餐吃乳酪和漢堡；晚餐吃義大利脆餅。

過去的科學家以為這種以肉食為主的吃法，獲得豐富的營養跟熱量來使他們的身體更健康，並且在學校的教科書裡面不斷的宣揚，從來沒有去研究，長期吃這種食物，會為人類帶來什麼樣的傷害，以為是人類最先進的吃法，各國競相的學習，學校的老師也開始大力的推廣，不知情的父母也開始大量的餵食肉類給小孩子吃，當父母看見自己的小孩日漸茁壯，正在高興的時候，卻沒有想到，肉類的種種毒素，一點一滴不斷的進入小孩的五臟六腑裡，小孩的身體也漸漸被肉類的毒素所毒化了。

肉含有多種致癌病菌

　　動物的疾病問題，很多牲畜在飼養的過程中都是用化學飼料，以及施打太多的化學藥劑，幾乎所有的牲畜在進入市場之前，就已經「身負重病」，有的甚至罹患癌症，當這些牲畜被宰殺之後，那些帶著疾病的細胞大部份煮成桌上的佳餚。有的被作成飼料，供應牲畜來食用，間接的還是給人們吃掉了，有的則是打成碎肉，混在肉裡面，作成熱狗或是包子，有的被加工成罐頭或是肉乾。連死了好幾天的豬，都還有人拿去作貢丸，總之很少是被丟棄的。

　　街上看到賣鹽酥雞、烤肉攤、滷味攤，為什麼有那麼多的雞爪、雞脖子、雞翅膀、內臟，但是那些雞的身子到那裡去了呢？養雞場養了數萬隻的雞，每一天都會有一些病死的雞，這些雞在死亡之後，身體會發紫，唯一不會變色的地方就是雞爪、翅膀、脖子，

所以一個人若是吃了這種含有各種毒素、各種細菌,以及各種癌細胞的肉類的話,實在是一種極不衛生及嚴重後果的飲食方式。

蔬菜、海藻、穀類會孕育好菌;肉、蛋、牛奶則會孕育壞菌

人體腸內細菌,可分為好菌、壞菌、觀望菌三種。好菌能夠防止其它有害細菌的繁殖,刺激免疫系統,具有保持身體健康作用的菌類;觀望菌,則是一種投機菌,當身體健康時,它會表現得溫順;但是當身體孱弱時,則像壞菌立刻會採取有害身體的攻勢。

肉、蛋、牛奶等動物性蛋白質過度攝取,壞菌就會開始活動,使腸內腐敗,發生致癌物質或生長疾病與老化。好菌會隨著年齡的增長而大量減少。嬰兒腸內以好菌佔壓倒性多數;到了成人時,則以壞菌佔多數,穀類、蔬菜、海藻等,會孕育好菌,亦即乳酸菌;而肉、蛋、牛奶等動物性蛋白質,則會孕育壞菌,亦即腐敗菌。

小腸功能是吸收營養物,大腸內細菌將食物殘渣經由分解,如果攝取肉、奶、蛋或腐壞食物,會造成壞菌,就會產生帶有惡臭的屁與糞便,這些毒素會污染血液,結果會導致癌症或慢性病的產生。因此,若要防止疾病,就必須要攝取好的食物與好的水,藉此提高自然免疫力。所以,好食物與好水是重要的疾病預防劑。

美國每兩個人當中就有一個人死於心臟病、高血壓、中風

　　就以美國這種肉食量最多的國家來說，現在他們每兩個人當中就有一個人死於心臟病、高血壓及血管的疾病；每十個婦人當中就有一個得乳癌；每二十個人當中有一個人糖尿病；每六個人當中有一個人身上有絛蟲；而肥胖症及骨骼疏鬆症，就像傳染病一樣到處都是。同樣是肉食的國家像是蘇格蘭，他們腸癌的罹患率是世界之最，由各種數據證實，肉類吃得愈低，罹患率也低，可見肉食實在是非常不符合衛生的一種飲食。

　　全世界任何國家，只要有團體食物中毒事件發生，全部都是吃了腐敗或是感染的肉類所引起的，從來沒有一件是因為吃素所引起的，我們吃東西的目的不外是為了要養生，既然這些肉類不衛生，為何我們還要將這些生蟲、腥臭、有毒的屍體往嘴巴送，為日後的癌症佈置場地呢？

現代的肉蘊含多種農藥毒素，對人體會產生很大的傷害

　　肉類對人體為何會產生這麼大的傷害呢？動物死後，肌肉裡面含有大量的化學毒素，現在我們所吃的豬肉、雞肉，都是養殖場裡面養大的，在生產過程中，為了要使這些動物能生長得很快，牠們被注射很多的抗生素、生長激素、荷爾蒙、鎮定劑、開胃藥，以及飼養很多的化學飼料，打很多預防針，這些藥皆含有毒性的，動物在尚未進入市場之前，早就被這些藥毒死了，肉質顏色就會變成鐵灰色，生意人為了減少損失，經過三、四天的肉，雖然裡面開始

爛，外面看起來還是很新鮮。

　　美國愛德華州立大學所作的研究顯示，一般牲畜所吃的飼料，在種植的時候，噴灑了大量的農藥來殺蟲。又因為是給牲畜吃的，所以無經過安全的採收期，就採收做成飼料給豬吃了，經過好幾個月的餵食之後，動物體內所累積的農藥殘留，比蔬菜水果農藥的殘留量要高出十三倍之多。事實已經證明，食肉的人，他們身上農藥的殘留量，起碼要比素食者高出十三倍之多，這真是出乎我們的意料之外。

動物在被宰殺痛苦的時候，會釋放一種「腺毒」及「屍毒」

　　法國著名的化學家健德研究報告，市場上能夠買到的肉類當中，都發現有一種叫做「腺毒」的毒素，這種毒素發生在動物被宰殺痛苦恐怖的時候，由於情緒的刺激所釋放出來的毒素。這些毒素則存於體內。人、動物的屍體裡面，都含有屍毒的毒素，這種毒素是由於動物屍體，在腐敗的過程中所引發出來的，而且是死得愈久，毒性愈強，我們常常吃的魚，多半在半年前就死在遠洋的漁船上，這種毒素累積了半年，真是不敢想像。

　　所以患疔瘡的人吃了魚、肉，疔瘡更加紅腫，可知肉類之毒素多麼恐怖。以人來作實驗，當一個人恐懼憤怒，情緒在激烈變化的時候，就有各種化學物質在體內開始分泌出來，臉部就會呈現紫青色，甚至從我們嘴巴所呼出來的氣體，它的成分也不一樣。

他曾經吹氣在一支冰冷的玻璃管裡面，平時所凝結出來的是無色透明的液體；可是動物在悲傷、憤怒、嫉妒的時候，所凝結出來的液體，其顏色都不同，他把某一個人在發怒時，所凝結出來的液體，注射在人或動物的身上時，一定會很生氣或勃然大怒，他又將人嫉妒時所凝結出來的水，注射到老鼠身上，不到幾分鐘，這隻老鼠就毒死了。

母親生氣後餵奶，小孩會中毒而生病或皮膚發瘡之類

在實驗的時候，曾經將一位母親刺激到很盛怒的情況之下，再以她的奶水來餵她的小孩，結果她的小孩也因為中毒而生病或皮膚發瘡之類。可見一個人在情緒上受到刺激的時候，體內必定會產生大量的毒素；同樣地，當動物在受到刺激的時候，體內也會產生大量的毒素。

尤其動物在面對被人宰殺時，那種極度恐慌的情況之下，牠的體內必定會產生有生以來最大量的毒素。但是當動物死亡之後，牠身上所有的排泄功能、解毒功能都停止了，所以這些劇毒就完全被殘留在血液以及肌肉組織裡面。這些含有劇毒的血液就被送去作豬血糕，而那些肉也被我們當作盤中的佳餚，一口氣吃掉了。

肉含致癌抗生素、鎮定劑、荷爾蒙、預防針劑、防腐劑、農藥、脂毒、屍毒

有些餐廳裡的廚師說，在餐廳裡都有一些肉賣不出去，經過兩三天之後，這些肉都已經發臭而且黏黏稠稠的，但是餐廳是不會把這些肉丟掉的。他們把這些肉拿來作滷肉或是咖哩肉，這種口味比較重的食品，一般客人是察覺不出來的，反而還會感覺口味重比較好吃，實在想得都作嘔了。

　　所以說，當我們吃進一塊肉的時候，各式各樣的毒素像是抗生素、鎮定劑、荷爾蒙、開胃藥、預防針、防腐劑、農藥、膿毒、以及屍毒，也都同時進入了我們的身體裡面，這就難怪現代人的文明病癌症會這麼多了。

　　美國奧雲柏列醫學博士說：「禽類所染有的癌疾，最普通是癌性腫瘤，還有一種是傳染癌病，凡染這種癌病的家禽，在外表是看不出來的，並會活的很正常，但是它隨時會將癌疾傳染給同類，對這一類患癌疾的家禽檢查是很不容易的。」

肉含有多種細菌寄生蟲，要煮很久才會死

　　肉類，在放大鏡底下，都可以看到很多的細菌和寄生蟲，植物的細胞有一層很硬的細胞壁，所以細菌攻不進去。而動物的細胞完全沒有細胞壁，所以任何的細菌都很快地進攻，動物一旦被殺死，體內循環系統全部壞掉了，細菌也開始生長，肉開始腐敗，屍毒也開始產生；將一塊肉和一顆菜放在空氣中，觀察它們的變化，三天之後，肉已經流膿出來了，裡面都是蟲，而且很難聞；而那顆菜只

不過是外皮稍微乾了一點，裡面依然翠綠而且很香，可見植物確實比肉類還要衛生。

至於寄生蟲的問題，水牛的頸部裡面幾乎都寄生著旋毛蟲；牛肉裡面都有不少的條蟲。根據美國醫協會的一份報告指出，平均每六個美國人就有一個人有旋毛蟲，而人的條蟲病從生肉裡面吃來的，居然占百分之九十。這些寄生蟲都只有肉類裡面才有，而且要煮很久才會死。而現在的人，去西餐廳吃三分熟的牛排，吃一分熟的牛排，吃得滿牙都是血，而那些寄生蟲根本還沒有死，這是何苦呢？

豬肉或牛肉，在實驗中發現有五十幾種傳染疾病，包括三十一種線蟲。其中有些比槍彈更易致人於死。在魚類中則發現有九十幾種，其中包括六種鰻魚，帶有使人致命毒素，故常有人因食海鮮魚類中毒而死或嚴重瀉肚的情況，就屢聞不鮮了。

吃素確實比吃肉更營養健康有體力

肉食嚴重污染地球大自然生態環境，全世界每半年消失樹林的面積比丹麥還要大。

另外，肉食是一項不經濟而且會對大自然環境造成嚴重破壞的事情，假如我們用一百公斤的黃豆去餵豬，所能回收的豬肉只有十

二公斤，而牛肉更少，只有十公斤，為了吃肉，我們將浪費了將近百分之九十左右的食物。而且為了要吃肉，我們必須要多出十倍的土地來耕種，才能夠獲得足夠的食物。因此為了能夠獲得足夠的耕地，人類就必須大量的開墾森林和草原，把它們改變成可以耕作的土地。大自然的風貌就這樣的被人類徹底的破壞了。

全世界每半年消失樹林的面積比丹麥還要大。其中有八分之七的森林，被摧毀是為了要種植牧草給牲畜吃，因此，樹林愈來愈縮小，而那些野生動物被逼得走投無路，數量就愈來愈稀少，甚至有的已經瀕臨絕種，而地球溫室效應越來越高了。

家畜總數每年的糞便，總數高達十六億噸，嚴重破壞土壤水源

就美國來說，全美國所飼養的家畜總數是人口的四倍，每年的糞便總數也高達十六億噸，平均每一個人可以分配到六千磅的家畜糞便。這些糞便含有大量的硝酸鹽、抗生素、以及大量的化學毒素，每天不斷的流入河川、湖泊、以及滲入地下水裡面，因此把人類的飲水都給污染了，間接地危害到人類的身體健康。

一九七四年十一月的聯合國世界糧食會議公佈了一篇資料，單單那一年，全球死於飢荒的人口起碼有一千萬，也就是說每天死於飢荒的人口高達四萬之多。這是因為本來可以支援養活這些人的食物，被拿去養牲畜，讓那些比他們富裕的國家，有肉可以吃，想起

來這實在是一件非常不道德的事情。

　　所以，如果人類可以素食的話，不僅可以獲得更充分的營養，而且不會被毒素、細菌、以及癌症所侵蝕，我們可以活得更健康、長壽；我們可以擁有更多的森林和草原，大自然也將會有更多的野生動物在原野奔馳，而且我們隨處都可以喝到純淨無污染的水。更重要的是，那些貧窮國家，受到飢荒之苦的人們，可以獲得我們充分的資源，遠離飢荒的夢魘。因此，我們應該大力的來推廣素食。

蔬菜水果的營養確實比肉更豐富，肉類是所有食物裡面最缺乏礦物質的食物

　　或許有人會問：「真的吃蔬菜水果會有全部的營養嗎？」營養醫師可以斬釘截鐵地告訴您們：「全部都有，並且更豐富。」美國有一位麥嘟果醫師也講過，只要吃足夠的五穀、豆類、蔬菜、以及水果，所獲得的營養，比您吃任何維他命藥丸都還要豐富得多。

　　其實，肉類是所有食物裡面最缺乏礦物質的食物，根據實驗，乾豆有三倍於牛肉的鐵質；豌豆、小麥、燕麥所含的鐵質也高出兩倍之多；肉類所含的鐵質，只有百分之十一能夠被人類吸收；而來自蔬菜的鐵質，大部份都能被人類吸收。於本文後，將對肉類跟植物裡面所含的鐵質、鈣質來作一比較表分析，供眾參考。

植物所含的脂肪比肉類還要多，植物不但含有肉類裡面所

有的營養,而且還要更多

再來談談脂肪,脂肪能夠供給人體大量的熱量,所以是非常重要的營養素,很多人認為脂肪就是肥肉,他們認為植物裡面根本沒有脂肪,因此才造成很多人認為不吃肉工作時會沒有力氣。就以脂肪酸為例,脂肪酸總共有十三種之多,所有的動物性油脂全部加起來,也只有六種而已,而植物性油脂裡面卻全部擁有,但是您若是只攝取動物性油脂,您一定會營養缺乏的!

綜合以上分析,植物裡面不但含有肉類裡面所有的營養,而且還要更多。第一次世界大戰,丹麥曾經被敵國切斷所有食物供應線,物資非常短缺,因此丹麥全國上下吃了將近一整年的素食,一年之後意外發現,丹麥人口的死亡率減少了百分之十七,可見肉食有很多很多的壞處,而素食實在有太多的好處。

我們常常會碰到很多人,他們很想要吃素,卻又怕營養不良。或是有一些人要吃素,他們的子女反對、父母也反對,有的時候甚至鬧得不可開交,因為他們怕家人吃素之後,會因營養不良而喪失健康。也有很多父母為了讓小孩更健康,天天讓小孩吃維他命丸、礦物質丸或是吃很多的肉和蛋,請大家想一想,您認識多少人是因為營養不足而生病的呢?請問您有幾個朋友是因為營養不足而住進醫院的呢?

營養過剩及肉類毒素殘留是現代文明病的因素

在台灣，健康的問題是在營養過剩，還有吃了很多的毒素而住進醫院。因此，如果我們不去研究營養過剩，還有肉類毒素殘留的問題，根本無法瞭解文明病的問題所在。在醫院裡面，心臟病或是中風的病人，護士急著抽出一大筒的血來作檢驗，正常的血在沉澱之後，下面一半是鮮紅色，上面的一半是透明的；而心臟病或中風病人的血，在沉澱之後，下面一半是暗紅色，上面一半全部是白色的油脂；這些油脂濃得像是可以煮菜的豬油一樣，這種血在血管裡面，怎麼能夠流動呢？

醫生為了挽救生命，病人被剖開胸膛，醫生在身體裡面尋找堵塞膨脹的血管。那把銳利的手術刀切開了血管，然後在冠狀動脈裡面，抽出一整條像香腸一樣油膩膩的油脂去化驗，所有的報告都寫著：「死亡原因是飽和性脂肪酸和膽固醇。」從來沒有一篇報告寫著是：「綠花菜和豆腐。」因為只有吃肉的人，才會有過高的飽和性脂肪酸和膽固醇。

吃素者比吃肉者的體力更好，世運馬拉松及游泳冠軍皆是素食者

喜好肉食者，都會理直氣壯的說：吃素無營養，會沒力氣，會使人喪失健康。您知不知道，奧林匹克的馬拉松冠軍孫基中先生終身吃素；少林寺的出家師父武功高強也是終

身吃素；全國出家師父及佛教徒這麼多人也都吃素；自古以來，更是有無數的人吃素，您肯定您的體力超過他們嗎？您肯定您的營養比他們更均衡嗎？

數年前，耶魯大學教授艾爾文‧菲秀博士提出實驗報告說：「素食的運動員和校內精選的運動員對抗，雖然前者未經訓練，但其耐久力勝過後者兩倍多。」在影壇上號稱「人猿泰山」的約翰威斯慕拉，是一位馳名世界的游泳冠軍，創新世界記錄六十六次，隨後五年，因年事稍長，未能再創記錄。

有一次他參加一家療養院的游泳開幕典禮，表演身手，竟獲六個新記錄的驚人成績，他之所以有此成績，乃因他在練習期間，拒絕肉食，所以食物都是他自己選擇營養豐富的蔬菜，故精力充沛，遠勝昔日肉食的時候。

曾經是奧林匹克世運游泳冠軍的茂林‧羅斯，是素食的游泳家，不但泳術名震全球，其素食習慣，亦為世人所共知。自兩歲開始素食，從未間斷，據體育界人士指稱，羅斯游泳不但速度驚人，且耐久力特強，尤其每次比賽最後關頭，速度加倍。

美國醫藥雜誌中，曾經報導一位名叫阿爾瓦崎的美國印第安人，三十六歲時，已經連續五年奪得全美「跑上帝國大廈」的冠軍，他更是全世界數一數二的山區跑者，在一次二十八哩的「山峰之巔」馬拉松大賽中奪魁。又在全程九哩斜坡的山峰賽跑中，連奪八次冠軍。瓦崎是個吃素者，他通常單獨跑步，往往一跑進山裡，

就幾天不見人影，在山中以草根、露水和野莓度日。文明世界對他身體有影響，髒空氣會使他頭痛，喝口咖啡，會使他失眠，甚至聞到肉香，會讓他噁心欲嘔。由此也可見，食用素食反而更有體力。

美國斐許爾博士對素食與肉食者體力的實驗，證明吃素者的確比吃肉的人要強得多

美國耶魯醫學雜誌發表過一些非常有趣的實驗報告，有一篇報告裡，記載一種伸張兩隻臂膀，使它和肩部保持水平的實驗。主持這個實驗的教授斐許爾博士說：「伸張持久力的競賽在吃素者這一方面，顯示極大的優勝」。參加做實驗的當中，吃肉的是十五人，吃素的卅二人。在全部吃肉的人裡面，沒有一個能維持伸張兩個臂膀到一小時半；但在吃素的人中間，有十五人超過了一小時半，兩個人超過了二小時，還有一個人竟達到了三小時之久！

還有一個實驗，是叫比賽者兩腿下彎的運動，結果吃肉的人最多做到三百到四百次，而且在操作之後都因肌肉過勞，痛得不得了，以至於不能動彈；而在吃素的人裡面，有一個完成了二千四百次兩腿下彎的運動，還有一位竟達到五千次，還沒有感覺到十分痛苦。所以斐許爾博士在他報告的結論：「這些實驗，證明了完全吃素的人體格，的確比吃肉的人要強得多。」

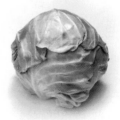

大象、牛、馬都吃素，沒有營養不良現象，而且體格壯碩

再舉個例子來說，在動物界裡，大象、牛、馬都吃素，牠們不但沒有營養不良，而且體格壯碩。科學也已經證明肉類的營養，植物裡面統統都有，而且更豐富、更衛生。所以說，吃素會營養不良的理由，只能去說服那些不瞭解營養真相的人，否則連一個小孩子都騙不過。

有人又提出下一個問題：如果大家都吃素，那動物會太多，生態平衡會被破壞，請問各位蚊子、蟑螂您吃過嗎？沒有！蜥蜴、蜘蛛您吃過嗎？沒有！那您看過滿坑滿谷都是蚊子、蟑螂、蜥蜴、蜘蛛嗎？沒有！那您為什麼不怕蚊子、蟑螂、蜥蜴、蜘蛛會太多，而單獨擔心桌上的雞鴨會太多？您心裡在想什麼呢？

素食根本不會造成貧血，肉食者罹患貧血，比素食者還要高

大量肉食的人，儘管他們的體格無比的魁梧，肌肉無比的強健，終究對抗不了各種文明病的侵襲。他們的體質已經被肉類徹底改變為癌症滋長的酸性體質，這也是為何世上一流的運動選手，他們吃很多的肉，體格無比的強健魁梧，但是很少能夠活過六十歲，一流的拳擊選手、相撲選手，很少能夠撐過五十歲的原因。

台大醫院陳瑞山教授，花了兩年的時間，對兩百四十九位出家

人，作各項的檢查以及血液分析，研究結果發現如下：

　　第一個結論是，素食者體內膽固醇含量非常的低。肉食者膽固醇的含量約在二百毫克，素食者只有一百五十毫克而已，素食者很少發生高血壓、心臟病，肉食者這方面的疾病發生率則偏高。

　　第二個結論是，他意外發現素食者不會營養不良。因為葷食者的血蛋白平均在六到十毫克；素食者則在六到八毫克之間。可見素食者的血蛋白，不僅正常且穩定。

　　第三個結論發現，素食根本不會造成貧血。因為二百四十九位出家人裡面，只有五位患有貧血，而這五位貧血的師父，並非素食所引起的，而是本身有胃腸的疾病所導致的。反而是那些肉食者，罹患貧血的比素食者還要高。

德國全國有三千家的素食連鎖店，每天生意興隆

　　這些證據都是不爭的事實，德國有一種隨處都可以看得見的飲食店，叫做「鐳服毛肆」，這種飲食店只賣素食，全國約有三千家的連鎖店，每天都是生意興隆，德國柏林奧林匹克世界運動會上，有一位贏得馬拉松賽跑冠軍的韓國運動家孫基中先生，他本身就是一位素食者，在他贏得馬拉松賽跑冠軍後，打破了世人認為素食會營養不良或是體能不佳的看法，致使德國的素食風氣開始流行，可見這種素食風氣，是一種世界新的飲食趨勢，只可惜還有很多很多人受到過去錯誤教育的影響，還沈迷於必須要有肉食，才能有均衡營

養的陷阱裡面。

吃素才是真正地心好

以前，我們每逢有人要勸我們吃素，我們都會跟他說：心好就好了，何必吃素呢？修心比修口更重要，您懂不懂啊？什麼叫做心好？心好要不要有條件呢？還是嘴巴說說而已，是不是說心好就可以為所欲為呢？

如果有一個小偷被警察抓到之後，他告訴警察伯伯說：我只不過是偷了人家一點東西，但是我的心很好，修心比修手更重要，對不對？那您能接受嗎？或是有一位殺人犯說：我只不過是結束他的生命而已，但是我的心很好呀，修心比修刀更重要，對不對？您說好不好笑呢？而我們殘害了這麼多動物的生命，吃牠的肉，喝牠的血，然後說我們的心很好，那麼我跟他們又有什麼不同呢？

試想，心好是否得有條件？佛聖人說：殺、盜、淫、妄、酒皆戒除了，才能夠算心好。而今，我們第一戒殺戒，就已犯了，且不只是殺其身、食其肉，說來還面不改色，如此，究竟我們心好在何處？豈非強詞奪理。

少吃肉 救國家

人類一年吃食動物的血肉數量嚇人

為了家人的健康著想，我們應該鼓勵他們吃素，假如一個人吃素的話，他的一生就可以少殺四十三隻豬、一千一百零七隻的雞、三隻羊、十一隻牛、四十五隻的火雞，以及成千上萬的魚跟蝦，吃素有這麼大的作用，您知道嗎？

現在全球有六十億人口，每一個人的口腹之慾是如此之深，所以在這個世界上每到天將亮的時候，就有無數的屠夫，手拿利刃，磨刀霍霍，剎時間全世界無數的生靈身首異處，牠們的屍首堆起來比泰山還要高，牠們的血搜集起來比洞庭湖的水還要多，牠們的慘叫之聲像雷一樣在怒吼，實在是太殘忍。

台灣人民若不斷除肉食，將難逃戰爭之災難

目前，台灣國人食肉之風熾盛，一年吃掉雞隻有二億隻之多（依台灣家畜防治所統計報告），加上牛羊、鴨鵝、魚蝦等，為數超過數十億隻以上，台灣儼然成為動物的殺戮戰場，令人聞之喪膽悚懼。

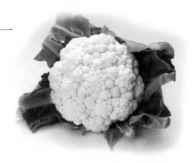

台灣每年平均吃掉數十億隻家禽水族牲畜生命，十年等於殺掉數百億隻以上動物生命，這些動物冤靈長期停滯於台灣虛空中，怨氣仇恨難消，當累積到一個飽和狀態而形成一股強大的業力，自然反撲報復於國人，國家自會發生慘痛的戰爭，這是不變的因果法則。古德早有明訓：「欲知世上刀兵劫，但聽半夜屠門聲」。

從佛經上得到啟示

　　佛於《罪福報應經》曰：

　　「短壽多病從殺生來」、「富貴從布施來」。

　　佛於《楞伽經》曰：

　　「凡殺生者，多為人食，人若不食，則無殺事，是故，食肉者與殺生同罪」。

　　「有無量因緣，不應食肉，一切眾生，從無始來，互曾為六親父母兄弟眷屬朋友奴僕，今異生於鳥獸等身，以親想故，不應食肉。」

　　「食肉者，眾生聞氣，悉生恐怖，如旃陀羅（兇惡卑賤之人），狗見憎惡，驚怖群吠故，不應食肉。」

　　「食肉者令持誦經咒，不得成就善法故，不應食肉。」

　　「食肉者臭穢不淨，令口氣臭，令生惡夢，令修行者退道心，慈心不生，諸天神所棄，故不應食肉。」

　　「大慧菩薩！諸善男女，樹下洞中修行，或持咒或求解脫，或

修大乘，以食肉故，一切障礙，不得成就。」

「大慧！夫食肉者，諸天遠離，口氣常臭，睡夢不安，夜叉惡鬼，奪其精氣，心多驚怖，食多不足，增長疾病，易生瘡癬。」

「大慧！肉不清淨，生諸罪惡，敗諸功德，諸聖人所棄捨，食肉者有如是等無量過失，斷而不食，獲大功德。」

佛於《涅槃經》曰：

「迦葉，我從今日制，諸弟子不得食一切肉，若食肉者，非我佛弟子。」

佛於《楞嚴經》曰：

「是食肉人，縱得心開三摩地，皆大羅剎，報終必沈生死苦海，如是之人相殺相吞，相食未已，云何是人得出三界。」

「又諸世界，六道眾生，其心不殺，則不隨其生死相續，汝修三昧，本出塵勞，殺心不除，塵不可出，縱有多智，禪定現前，如不斷殺，必落諸鬼神道，飛行夜叉羅剎等。」

從佛於諸經開示中，得知食肉諸多罪業，一人肉食罪已深重，若全國人肉食，所集造之罪，則無量無邊，共業現前時，當招感戰爭殺戮之報，食肉得短命多病殺生報，此為因果不變之定律，大眾應知應悔。

從聖經上得到啟示

聖經創世紀第一章二十九節

可讀到上帝叫我們食用的東西:「看哪,我將遍地上一切結種子的蔬菜和樹上所結有核的果子全賜給你們作食物。」

在聖經利未記第十一章耶和華上帝對摩西、亞倫說:「你們要諭命世人素食。」

第四十節說:「凡地上的爬物是可憎的,都不可吃。」

第四十二節說:「凡用肚子行走的,和用四足行走的,或多足的,就是一切爬在地上的,你們都不可吃,因為是可憎的。」

第四十三節又說:「你們不可因什麼動物,使自己成為可憎的,也不可因這些,使自己不潔淨,以致污染了靈魂。」

第四十四節說:「我是耶和華你們的上帝,所以你們要成為聖潔,因為我是聖潔的。」

綜上而言素食並非佛教徒專利,更非醫學家之事,而是每個人息息相關的事。

台灣全國人民,當即斷除肉食,免遭刀兵之劫,六親眷屬免於喪命之痛。況且現之肉品多化學物質毒素,多食當引發癌症、中風、高血壓等重病,苦不堪言!

故為救國家免於戰爭之災,全國大眾當發揮「少吃肉,救國家」自救自贖精神!是為台灣人民當務之急,勿忽勿縱。

因此,提倡素食運動,實在是比任何的活動更具意義,也絕對比任何的保育活動更具功能,更具體實際,所以,師父在此呼籲大家,共同來推廣素食運動,不僅能讓您更健康,而且可以讓世人更

有愛心，讓世界更祥和更溫暖。

　　希望您在看完這篇文章之後，即使您不能夠馬上素食，也請您注重自己的健康，減少吃肉，勿造殺業，則功德無量。即使，您無法減少吃肉，也請您千萬不要阻止別人或家人吃素的決心。您應該鼓勵別人吃素或是少吃肉，為什麼呢？因為我們可以隨意的舉出吃肉的上百個缺點，可以隨意的舉出上百條素食的優點。請問你還要吃肉來蹧蹋自己的身體嗎？請三思再三思。

素食是最佳的美容聖品

素食對預防中風、高血壓及心臟病，比吃葷的人更有相當效果

　　在所有的食物中，最害人的莫過肉類。肉食能引起風濕、癌症、各種腸胃、心臟、肝、腎等疾病。人體的排泄系統，只能排出很少的一部份，其他的都被肌肉吸收了，肉類的廢物，尿酸是明顯的一種，動物一經宰割，廢物積存體內加多，人食其肉，不知不覺中，等於把動物的廢物加入自己體內，就如尿酸，長期下來，尿酸結晶刺到那裡，那裡就痛，形成了風濕病關節炎等。

　　動物和人一樣，情緒緊張時，會產生一種內分泌，所以當動物被宰殺的時候，極度的驚懼恐怖，體內內分泌物驟然產生，分佈全身及肌肉內，本來可以新陳代謝的，但死了，存在體內的分泌物變

成毒素，人吃了牠就要中毒。而且肉類稍有腐壞，所產生的細菌，小則每公克拾萬，多至九千萬，普通燒煮的溫度，無法全部殺死這些細菌，此外動物本身體內的寄生蟲，也跟著被人吃下去。

台大醫學院陳瑞三教授，曾花了二年多時間，到全省各地四十九座寺廟中，為二四九位出家人，作各項檢查及血液分析，另外又調查了一〇五七位吃葷者，及患有心臟病或血管硬化症者，作為對照群，其結果是：

一、二四九位出家人中，只有五人患貧血症，但是這五人並非因素食而貧血，而是本身患有胃腸病或寄生蟲所致。

二、進一步研究這些素食者是否有貧血現象，作血蛋白鑑定，發現吃葷者有六至十一克；素食者則為六至九克，吃素的人血蛋白完全正常，並無營養不良現象，陳教授並用最新的儀器作「電氣流動法」分析血蛋白，其結果仍然相同。

三、膽固醇沉積過多，即可使脈壁變厚或變硬，發生心臟病，人血中膽固醇在二二〇毫克以下都算正常，愈低愈好，經調查結果，吃素的出家人膽固醇平均為一五八毫克，吃葷的平均一八〇毫克，患血管硬化的則平均為二三一毫克。

四、眼底網膜動脈檢查，判斷有否血管硬化症，發現吃素者只百分之十六有硬化現象；吃葷的則為百分之四十；且素食者眼底網膜硬化，甚為輕微。

五、發現吃素人各種年齡的血壓，都比吃葷的人為低，且高血

壓的吃葷者較吃素者要多出一倍。這說明了素食對預防高血壓及心臟病，比吃葷的人更有相當效果。

吃素比吃肉者平均壽命多活了六十歲

從解剖學的角度來看，人是屬於吃食蔬果類的動物，顎較弱、齒較短、手無爪，尤以最主要的是人類的腸子長於背骨十二倍，肉食動物的腸子長於背骨三倍，愛斯基摩人及遊牧民族以肉食為主，不但早熟，同時也早死，平均壽命僅二十七歲半，喜馬拉雅山谷中間有個小部落，人民以蔬菜水果為主食，平均壽命九十歲，看來只四、五十歲。

兩度獲得諾貝爾獎金的美國保林教授，在其所著的書中，曾建議人們多食水果與蔬菜，因其中含有大量維他命Ｃ，可以防止感冒和延長壽命。美國的Lite ahd Health雜誌，數年前曾刊載一篇文章說：洪水之前，十代人民平均壽命九百一十二歲；洪水之後，人們開始肉食，十代之後，人民的壽命平均只三百一十七歲。

美國安亞波大學教授紐柏博士在做一項實驗後指出，食用肉類的老鼠，比吃普通食品的老鼠生長得更肥大活潑，但是經過數月之後，它的腎臟會遭受很嚴重的損壞。猩猩猿猴是素

食者，牠們活潑矯健，牛馬吃草，能跑能做，人也能素食，與牠們一樣多吃天然食物一定更健壯、更長壽。約翰哈金醫科大學的麥柯林博士，為當代營養最高權威，他曾說過，人若願意廢去肉食，身體將獲益甚大。

素食可提供健康良好的血質

血的功能是在全身各處運送養分，並運走廢物，這樣重大的任務，必須血液本身是個「健康的勞動者」才能圓滿達成。而健全良好的血質，經常保持適度的鹼性，測血液的酸鹼性，通常是以PH為單位，PH七是中性，七以上為鹼性的血液，就是血質好。

為什麼鹼性的血液就能充分發揮血液旳功能？而酸性血液反而作用受阻礙呢？血液中有百分之九十是水分，其餘為胺基酸、脂肪酸、葡萄糖及各種維生素與礦物質等，當我們吸收養分與蛋白質、脂肪和碳水化合物時，會在體內分解而生出各種酸性物質來。

這些酸性物質都具有強烈的刺激性，如果留存在體內，便會生出許多的毛病，使得血液失去理想的功能，為了防止酸性物質在體內留存過多，血液中的礦物質如鈣、鉀等，必須特別活躍，也就是以碳酸鈣鉀的形式存在於血液中，當碳酸鈣鉀與硫酸之類的強酸物質相遇時，碳酸鈣中的鈣立刻被分解出來，而與硫酸化合成為中性的硫酸鈣與二氧化碳及水而被排出體外。

血液要長期保持鹼性，需常充分攝取礦物質的食物

　　血液要順利的把有害的物質排出體外，發揮血液最主要的功能，血液當中必須經常含有鈣、鉀等礦物質，也就是要隨時保持適當的鹼性，所以，我們必須儘量避免吃食大量酸性物質的食物，並充分攝取含有礦物質的食物。

　　根據科學上的分析研究，動物性的食品易令血液發酸，而植物性的食品含有較多的礦物質，但也有例外，例如米是我們的主食，但是含有較多的磷質，能使血液發酸，因此我們必須在副食品方面，儘量攝取足夠的礦物質，使酸性的血液保持理想的鹼性。

　　由於一般的蔬菜都含有大量的礦物質，因此多吃蔬菜，能把血液當中有害的污垢洗淨，經過洗淨的血液，流到身體的每一部份，才能充分發揮本來的機能，保持精力充沛的健康身體。

　　素食使我們經常保有鹼性的血液，可造成好的血質，是健康的根本，假如你一向是特別偏食肉魚類，極少吃食蔬菜，血液一定是酸性，得改用素食來換血吧！

最佳的美容聖品，經常素食，保持理想的血液狀態是保養皮膚最有效根本的方法

　　皮膚，最能把血液的好壞狀態反映出來，皮膚的變化是身體健康或衰弱的一面鏡子，因此皮膚與血液有密切的關係，血質不好，

同樣地皮膚質也不佳，會出現粗糙、黑斑、雀斑，唯有改善血液，才是根本治療皮膚病的辦法。

皮膚粗糙或黑斑的主要原因，是由於身體的新陳代謝及汗腺機能失常，我們通常所排泄出來的汗，大約有百分之二是固體，包括鹽、尿素、乳酸等，若動物性食物吃得太多，使得血液酸性度過高，血液中的尿素與乳酸便會大量增加，當它被排出於皮膚表面時，便會逐漸侵蝕敏感的皮膚表面細胞，使得皮膚失去張力與彈力，變得愈來愈粗糙，皮膚表面細胞受到酸類或毒素侵蝕而變化其顏色，而有黑斑、雀斑的產生，經常素食，保持理想的血液狀態是保養皮膚最有效也最根本的方法。

平常飲食以肉食為主，吃過多的動物性脂肪，比較不容易消化吸收，會給肝臟帶來極大的負擔，使肝臟機能低落，動物性脂肪無法充分代謝吸收，會在皮膚表面浮出脂質這就是面皰（青春痘）粉刺的最大原因。

多吃鹼性礦物質的植物性食物，使血液變成微鹼性，則血裡的乳酸等就大為減少，不致有含過量尿酸汗水流到皮膚表面來害及皮膚，鈣鉀等礦物質又能把血中有害的污物清洗掉，經洗淨後的血液，就能充分發揮作用，也使全身各器官運作活潑，全身充滿生氣，所以說素食是內服美容品。

吃肉食過多，易使鈣大量流失，骨牙疏鬆，孕婦流產

前面談過，偏食動物性食物的人，血液常是酸性，而酸性血液的身體，最容易受傷害的部份就是骨和牙。但是多吃了肉類的人，血液變成了酸性，又不曉得從食物中，補充鈣等礦物質，則體內為了中和酸性作用，就從骨和牙內把鈣抽出，溶到血液中去，作中和酸性之用。

如此一來，骨和牙的鈣不足，就變得瘦而脆弱了，經常如此，變成骨和牙發育不全，而有蟲牙、黑牙、缺牙，骨骼會形成瘦長脆弱，胸廓變得狹長。

一個女性在生長過程中，如是這情形，則骨盤狹小，容易發生難產，近年來，年輕的孕婦常有分娩困難或難產的現象，吃肉太多，血液變成了酸性，不得不從骨和牙內抽出鈣來應戰，以致骨盤變得狹小所致。

肉食是最毒的癌症食物

美國人食肉最多，得癌症的比例最高，爲世界第一位

野蠻人談虎色變；文明人聞癌色變。癌症至今無可靠治療方法，連病因都摸不清楚，只知道癌症和細胞的畸型分裂有關。細胞為何變成癌細胞，成為殺人兇手？

一九七五年美國科學雜誌一篇談癌的文章，列舉了一些重要的

統計資料，最發人深省的，是肉食和癌症的關係。美國人及紐西蘭人食肉最多，患癌症的比例也高，為世界第一位。據二〇〇〇年美國防癌協會報告，在美國三個家庭中，就有兩家患有癌症的人，每二人當中有一人得癌症死亡，日本及芬蘭人食肉甚少，每年每十萬人患癌者約十人。專家研究報導認為動物性脂肪會增加癌的發生。吃肉吃得多，眼前固然痛快，將來卻有性命之憂，不能不多考慮後果。

　　加工食品飲料，所用的化學劑與癌症有密切關係，防癌協會調查過幾個長壽村的老人，他們幾乎全無患癌的：從他們的飲食生活看，這些長壽的村民幾乎全不曉得奶油、乳酪等為何物，他們所吃的脂肪全是仰賴於芝麻、花生、菜子等自然食物所製的植物油。

動物性脂肪是生癌的良好條件

　　當然，不斷吃食動物性脂肪及化學劑就是生癌的原因，但從動物實驗上，已可證實動物性脂肪是生癌的良好條件，用豬油，奶油等飼養的老鼠，是顯著的高生癌率；反之，用麻油、花生油等植物性脂肪飼養的鼠群，全無生癌。

　　動物性脂肪所含的多元飽和脂肪酸，使癌容易發生作用；反之，植物性脂肪所含的不飽和脂肪酸，可降低癌的發生率，食用植物性油比較安全，已是很明顯的實驗事實，何況植物性油又能除去動物性油有害處的膽固醇，我們何不立刻就實行素食呢？

人體本身即有癌細胞

西德艾塞爾醫師可能是當代治療癌最權威的醫生，也是世界知名的癌症醫院院長，他說「過度食用肉類和其他富含膽固醇食物，不僅造成血管硬化及爾後血液循環和缺氧問題，並且增加罹患腫瘤的機會」。

一九六〇年諾貝爾生理醫學獎得主貝奈特博士的免疫學理論，認為正常人體中每日產生，大約十萬個癌細胞，但因一般人的免疫系統都能有效破壞這些細胞，所以不發生癌症。尼波士則指出，死於非癌症原因病人驗屍的統計顯示，約有百分之二十二的病人生前曾患惡性腫瘤而未被發現。

因此最佳的防治癌症之道，還是與其和平共存，並多攝取各種防癌抗癌飲食。莊淑旂女士對治癌很有研究，曾與三萬多位前癌患者接觸，多數均能治癒，其原則是與癌共存而動員自己的防衛力，於此可見癌細胞的產生也是正常現象，問題在如何有效控制，以免如脫韁之馬，釀成巨禍，所以保持正常防衛機制，成為防癌的基本，而素食則是最好的健身方法，但請大家不要誤會，在你並無把握證明你的免疫力確是滿分之前，你仍然應該儘量減少接受致癌物質，例如常見的吸煙再加飲酒，就是跟自己太過不去。

日本森下敬一醫學博士，對癌症很有

研究，在他「自然醫學基礎」一書中談到：「不以植物性食物為主，就不能防癌，也不能治癌」，值得我們深思。

營養最好的供給來源是植物

美國米勒耳博士，一九〇二年芝加哥醫學院畢業後第二年，他就來到中國，負起醫病與傳教的雙重任務，五十八個年頭，他以自己的雙手，在中國大陸上建立起十三座輝煌的醫院，來到台灣之後，他又創立了他的第十四座醫院──台灣療養院。

米勒耳博士說：「一個好的醫生為病人開刀，醫治病人的疾病，只是一種醫術，但開刀後沒足夠的營養是很難使病人恢復健康的，藥物只能治好病人的病症，但不能供給人體足夠的營養，而營養最好的供給來源是植物。」

他提倡素食絕不是佛教戒殺放生原因，與宗教信仰無關，因提倡素食比肉食更為重要，在美國死亡的病人中，有百分之三十以上因心臟病、中風致死，但在其他素食國家比例明顯不同。因肉類中的脂肪甚多，這些脂肪常會阻塞了人類的血管，造成心臟病而喪失生命，他之所以不願吃肉，完全因為他太愛惜自己的生命。

米勒耳博士曾用若干老鼠作動物試驗，其中一半餵以肉食，一半餵以素食，觀察後發現牠們發育完全相同，但在抵抗疾病方面，肉食的老鼠抵抗力則遠不如素食的老鼠。他在這些老鼠身上注射微生菌，肉食老鼠恢復健康也較素食老鼠為慢。

你想健康長壽就得素食

在聖經中發現洪水前的人可活到一千歲，甚至那位經歷洪水之患仍存活的挪亞，也活到九百五十歲，這是現代人所難想像的。洪水之後，人的壽命突然下降，亞伯拉罕活到一百七十五歲；約瑟活到一百一十歲；摩西活了一百二十歲；亞倫一百三十二歲，到大衛在七十歲就死了。與九百五十歲比較起來，好像只不過是霎眼之間而已。

聖經記載人類壽命改變得如此驚人。許多科學家埋首研究分析洪水前後，人生活方式的不同，重大的發現是：洪水前的人是素食，而洪水後的人卻是吃肉的。

含高熱量的肉食，易使人早熟衰老，迅速面臨死亡

素食優於肉食之處，科學家經過長期研究實驗之後，要設法解釋這項奧秘，他們作結論說，人類食物是熱量的來源，由熱量產生體能。動物的肉是高熱量食物，素食是低熱量；高熱量食物，尤其是動物的肉，含大量的熱量，容易使生長加速及使人早熟，因此，衰老可迅速而至，接踵而來的就是死亡。總之，肉食使你衰老加快，迅速面臨死亡。

雖然素食產生的熱量少，但看起來它並不會使生長緩慢，但它確實能使成熟緩慢，使衰老的過程遲緩下來，因此有保持青春的趨

勢，可以增加人的壽命，麥楷博士（Dr Clive Mc Cay）斷言說，低熱量食物至少能增長人的壽命二百五十年。

由動物脂肪所構成的一種白色晶體物質——膽固醇。主要是從肉食中進入身體，膽固醇與血液一同流過靜脈管，就變成沉澱物，這些沉澱物，使血管壁增厚，使血管狹窄，彈性減低，以致造成血管硬化，自然，血液循環就會受到阻礙，使身體的細胞不能獲得足夠的養分，於是身體就變弱、衰老，為死亡舖路。

膽固醇也是心臟病、冠狀動脈血栓直接的原因，它是造成高血壓的主要因素之一，歸納而言，膽固醇會使我們衰老，給我們帶來心臟病及死亡。現代的醫生都提倡素食，以維護健康，延年益壽。吃動物性的蛋白質容易引起血管硬化，而使血壓高升，導致死亡。美國人大多死於高血壓、中風、心臟病（約佔死亡的三分之一）。

科學家們曾尋找特別長命的人，研究他們的生活方式，以證明他們學說的真偽。他們在匈牙利找到了一位名叫查登的農夫，享年一百八十六歲；另有挪威的農夫名叫蘇倫登，享年一百六十歲，有一位丹麥的農夫，名莊康波格，他在一百一十一歲結婚，表現出他在性方面完全健康，他在一百四十六歲去世。一九六五年七月三十一日，莫斯科報導說，有一位名叫米斯里莫夫的山地人，享年一百六十歲。他的脈搏、血壓、心肺及神經與三十或四十歲的男人相同。這幾位長壽者，研究發現，都是長年的素食者，所食皆是五穀蔬果雜糧，很少肉食。

世界長壽村有三處，村人長期素食

世界有三處著名的長壽地區，巴基斯坦的芬芝，蘇聯的高加索與厄瓜多爾的畢路卡邦巴，此三地區的百歲人瑞最多，一百歲以上者，還能騎馬奔馳，身體健朗，日本電視台曾至三地區實地調查拍攝專輯，記者歸納這些地區人們長壽原因有三種，除了勤勞與家族的互相敬愛和睦外，主要在於長期粗茶淡飯的飲食，而非精美食物，依營養學家研究分析，長壽村人的每日攝取熱量少，食物絕無人工添加物或化學物質，都吃新鮮低熱能的植物性食物及蔬果，不攝取動物性食物，充分攝取活性乳酸，幾乎不吃鹽與糖。

美醫師羅伯麥加里博士研究報告中，提到有民族幾乎無疾病發生，住在印度極北的芬芝人，生命非常長，他在那裡住了七年，發現其間患病的人數幾乎沒有。

世界長壽者皆是常年吃素

吸引我們注意的是，所有這些長壽的人。他們都是素食者或半素食者，常藉著大麥、馬鈴薯、豆類、五穀類、硬殼果、蔬菜、水果、白菜維生的緣故。素食可建造人體的組織，也可維護修理，並產生熱能，供給人以體力，它使人的血鹼性化，不使它酸性化，它富有維他命，供給對結核病的抵抗力，它可防止內臟充血，又能安撫神經系統。

在台灣出產最普遍的甘薯，每一百克即含有五千國際單位的維他命Ａ。就是普通的蕃薯每一百克所含的維他命Ａ，也在一千國際單位以上。紅蘿蔔含有四千，木瓜三千，值得一提的是香蕉被營養學家視為一種特別寶貴的食物，尤其是它可以立即供給熱能。含有蛋白質、碳水化合物、植物性脂肪、磷、鐵、維他命Ａ、B_1、B_2、B_{12}，並有各種鹼性鹽及水份，也是熱帶許多部落的主食品。

現代人的飲食越來越豐盛，而身體越來越臭了

　　師父記得在三十年前求學時代，無論坐公車火車，感覺車內的人，身體都無什麼臭味，現在師父無論坐飛機火車，車箱內所散發出陣陣濃烈的人體臭味，著實嗆鼻，一向吃素淡味多年，聞此體臭味道，令我窒息無法呼吸，導致師父現習慣性都得隨時帶上口罩，方敢坐上飛機火車。

　　我們的飲食越來越豐盛，而我們的身上也越來越臭了。尤其夏天你在非常擁擠的公共汽車裡，就可聞到青年男女腋下的惡臭，特別是有狐臭的女性，再噴灑掩蓋臭味的香水，散發出來的那種說不出的氣味，更使人聞得頭昏難過。

　　人的不良體臭中，最成問題的就是腋下發出臭味——狐臭，是由於腋下的汗腺所分泌出來的，是帶有惡臭的汗而來，而腋下的汗之所以帶惡臭，又和食物有關。

　　腋下的汗腺對新陳代謝的反應特別敏感，如果血液中的鹼性不

夠，無法把所產生的有害酸性物質中和的話，這些酸性物質，會轉由腋下汗腺分泌出來，這些分泌物包括脂肪酸、膽固醇、鐵的化合物及其他未能完全中和的各種酸性物質，聚集在腋下而發出強烈難聞的惡臭，可知設法使血液保持理想的鹼性，是唯一根本防止狐臭的辦法。

所以腋下的汗腺能把人體內新陳代謝的結果，最結實的反映出來，從腋下散發臭味，可以曉得體內不良血液中，是含有大量的有害酸性物質，若改為素食，使血液變為鹼性，便能將這些有害的酸性物質，在血內予以中和，最後排泄到體外來，但卻不會有難聞的氣味，所以素食的人不會有難聞的體臭。

素食抗腐性強過肉食

肉食卡路里過多，令人癡肥多病

世界上最先把人每天所需的熱量用卡路里為單位算出來的，是德國慕尼黑大學的福特教授。我們究竟每天應攝取多少熱量為適當呢？一般辦公人員，大致男性每天需二二八〇卡路里，女性需一八五〇卡路里；但照目前營養學的標準看來，這個熱量還嫌太高；但是現在大家每天實際從食物中所攝取的熱量，卻又高過這標準太多；這個原因主要是在大家生活富裕了，肉類吃得太多的關係。

普通肉食者一餐中所食的幾口肉，至少能產生八百卡路里，此外還吃飯，有人還加上一瓶牛奶，這樣一餐所攝取的熱量，總要達到一千二百卡路里以上。這是一餐的熱量，一日三餐，達到了三千六百卡路里以上。

　　大家算算看超過了二二八〇卡路里的標準多少？這過多的熱量在體內用不掉，便轉為脂肪，怎不叫人癡肥而多病呢？所以要避免熱量過多的害處，最簡單安全的方法就是不要吃肉，至少也要儘量少吃肉類等動物性食物，而改為素食，前面我們也談過高熱量使人早熟，也使人衰老，進而早死。

植物性蛋白質抗腐性強

　　植物蛋白質的抗腐性強，植物性蛋白質即使腐壞了，所產生的毒素極少；而肉類腐敗所產生的毒性則強得多。我們吃了稍有腐壞的肉、魚等，就有劇烈的腹痛及腹瀉，要知動物從死去的那一刻，開始逐漸的腐壞，從外表看來，像是新鮮的魚肉之類，實際已被腐敗菌所侵犯了。

　　食物中毒的主要原因中，是動物性食物腐敗時，會產生強烈毒性的毒素，有叫屍毒的，就是蛋白質中的精胺酸及離胺酸，進入人的體內，就使人發生劇烈的中毒症狀。每次團體食物中毒的事件發生，幾乎全是因吃了腐敗的魚或肉類。

　　至於植物性蛋白質內，因所含的產生毒素，較肉類為少，即使

腐敗，不像肉、魚等類那樣產生多量的屍毒腐敗菌等劇毒，對人體比較安全。我們要講求衛生，多吃植物性食物，免於中毒的機會。

動物脂肪也能成毒藥

　　動物脂肪也能成毒藥，這是美國生理學家兼營養學家摩理森博士，就脂的危險性所提出的警語，現在一般人所攝取的脂肪，多是從豬油、奶油、肉類等而來，這種動物性脂肪攝取過多，其弊害是使血管硬化與心臟病患者猛增。

　　近年來，二十歲至三十歲開外的女性，看起來都很豐滿而健康，但詳看一下，她們的豐滿的肉體，並顯示不出青春的健康氣息，而有中年人的衰胖的傾向，她們幾乎全有肩酸、腰痛、容易疲倦、注意力不能集中等情形。說明了這些年輕的女性，十有九人都有動脈硬化、心臟病等老人病的初期症狀，她們的血管比實際年齡要老上十五至二十歲。

　　使血管疲憊、老化的最大原因，是吃了過多動物性脂肪；動物性脂肪在體內會變為膽固醇；而血液中的膽固醇一多，則血就變得重而黏膩，於是運送血液的血管及心臟，因重而黏膩的血液輸送不易，勢必加大力量，把血液壓送出去。血液裡含膽固醇愈多，愈使心臟的功能負擔越重而變弱。植物性脂肪到了體內是根本不會變為膽固醇的，所以食用植物油可防動脈硬化。

素食與肉食營養素之分析

食物共有五種營養素，素食含量高

通常我們把食物的營養素，共分為五種；醣、蛋白質、脂肪、礦物質和維他命。茲將食物所含的營養素簡述如下：

一、**醣　類**：米、麵粉、麥片、玉米、甘薯、馬鈴薯各種堅果類、五穀、豆類蔬菜等作物，除供應大量醣類外，還含有蛋白質和維他命B。

二、**蛋白質**：大豆、花生、酵母、五穀豆類、蔬果根莖均含有多量蛋白質。

三、**脂　肪**：花生油、大豆油、芝麻油、五穀豆類、堅果類含量甚多。

四、**礦物質**：鈣——豆類及豆製品、芝麻、綠色菜葉、海帶、蛋。

鐵——豆類、蛋、海帶、酵母、全穀製品、菠菜。

磷——穀類、豆類。

五、**維他命**：維他命A——綠色菜葉、紅蘿蔔、蕃茄、豌豆、南瓜、木瓜、紅心甘薯。

維他命B$_1$——全穀製品、胚芽米、豆類、花生、酵母。

維他命B$_2$——豆、豆芽、綠色菜葉。

維他命C——番石榴、西瓜、木瓜、柑桔、檸檬、白菜、蕃茄、文旦、青椒。

維他命D——麥角、身體曬太陽，將體內膽固醇變成維他命D。

維他命P——即菸鹼酸含量，同維他命B。

維他命K——白菜、蕃茄、豆油、菠菜。（促進血液的凝固）。

由上面所述，可知大部分的營養存在於蔬菜水果等植物性食物中，所以醫生常勸人多吃蔬菜水果。我們瞭解了人體應有的營養素與食物的營養，知道植物性的食品，已足夠維持人體的生命所需的營養素。

素食的各種營養素，非常豐富

素食為佛門所極力提倡，具有宗教「慈悲為本，方便為門」的深刻意義。若以醫學而言，對身心健康的影響，亦有其獨到殊勝之處，如有人擔心素食會營養不良，那是多餘的顧慮。其實，素食不但營養豐富，又可預防疾病，使人延年益壽，是很適當的飲食方式。五種營養素，在素食中都有豐富的來源，在此淺述。

一、醣類之功能：

醣類又稱碳水化合物Carbohydrate，分單醣、雙醣、多醣，乃供給熱量，構成身體組織，幫助脂肪氧化，促進發育之重要營養素，且為最經濟之食品。主要來源，以葡萄、甘蔗、蜂蜜、水果、馬鈴薯、玉米、山芋、小麥、米、豆、五穀、各種水果為多，素食者於醣類，當然無匱乏之虞。

醣類在營養上佔第一位要素，在自然界中分佈極廣，五穀及各種蔬菜花果，均含有美味可餐之醣類。吾人日常工作勞累，均須藉醣類產生熱能，即使在休息睡眠之時，各器官仍然不停工作，如肺部呼吸，體內之溫度。心臟脈搏之跳動，血液之運行，均賴醣類熱能維持。

脂肪供給熱能比醣類為高，脂肪能供給熱能，保護體溫。構成體內組織，調節生理之機能，含脂肪之食物頗多，如糙米、大小麥、玉蜀黍、及堅果類（如大小豆、花生等）、核果類（如棗、杏等）、殼果類（如椰子、核桃、栗子等）、檜果類（如松子、柏仁等是），皆含有頗多脂肪油質、卵磷脂、膽固醇等。

肉食膽固醇使人易於衰老，皮膚粗糙，血管硬化，高血壓

各種膽固醇可作細胞體液之重要成份，存於肝、血管、皮膚、分泌腺等處；肉食者，積存在於肝臟中，但動物性膽固醇使人易於衰老，皮膚粗糙，血管硬化，高血壓，及引起肝、膽、腎、胃腸等病。

　　大豆中雖有植物固醇至體內衍化，亦可為膽固醇，但其含量少，不及肉類之多，且大豆中之亞油酸頗多。此亞油酸能阻止膽固醇在體內積蓄，因此素食者體內肝臟血管等，均不會積存多量之膽固醇，故患病較少，較不易衰老。

　　二、脂肪之功能：

　　吾人身體需要脂肪作營養及修補組織之功能，但人體不能直接吸收脂肪，必須先將之消化，方能吸收。脂肪在胃中消化不易；會停留在胃腸四、五小時以上，特別是肉類之脂肪在胃腸消化更難，且會阻遏胃腸消化收縮分泌。

　　肉類在胃腸時間特長，會產生腐敗菌，衍生便秘、便毒現象，導致胃腸疾病或胃腸癌，是為肉食之患。素食則無此過患；植物性脂肪之營養勝於肉脂。其營養價值有：一、供給熱能。二、構成組織。三、調節生理之機能。

植物性脂肪較肉類優良，令身體健康，生理正常，不致患眼疾、皮膚病、軟骨症

　　植物性脂肪，除供熱能外，復作保護各器官之功能，如各器官之外膜均有脂肪為之保護，身體手足、皮下亦有不少脂肪保護，不致骨節受傷，特別在臀部有頗多脂肪，使坐時無觸骨硬痛之苦，且脂肪可保體溫不易消散；所以肥人耐寒怕熱，瘦子耐暑畏寒。脂肪能潤澤皮膚不使粗糙，凡此種種均是脂肪對身體有極大之功能。

脂肪所以能調節生理者，因與醣及蛋白質有關。倘身體之醣不足時，則由儲藏之脂肪移出，透過組織而入血，作氧化燃料，所以醣類代謝不振，多由脂肪任勞，因脂肪能溶解維生素Ａ、Ｄ、Ｅ、Ｋ，令身體健康，生理正常，不致患眼疾、皮膚病、軟骨症、易出血及生育反常等病，吾人當知植物性脂肪調節生理，較肉類優良。

　　植物性脂肪，一者容易消化。二者動物性脂肪缺乏植物脂酸，則生理受影響而致疾病。三者植物油之亞麻油酸，能阻止膽固醇之積蓄，不令生理起惡劣之變化。四者植物油含有男性及女性荷爾蒙，叫丙性荷爾蒙（Hormone）。荷爾蒙是動物之固體高級醇，產量稀而價高。近由化學家杜蘭博士，發明大豆油中，有丙性荷爾蒙及高級固醇，產量多而價低，又能治療男女生理之變常，不致易於衰老。可知大豆油有返老還童之效能。

　　素食者之脂肪，當來自植物食品，絕無缺乏之虞。不但消化率速而營養高，其來源廣闊而價廉。普通五穀之類，盡含脂肪，然以豆類及核仁等含量為多，並不亞於肉類。且更為優美豐富。

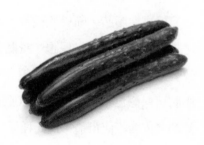

【表一】素食與肉食之脂肪含量表（每一百公克所含脂肪成份）

素 食	百分比	肉 食	百分比
黃 豆	20.20 g	牛 肉	13.50 g
椰 子	57.40 g	羊 肉	25.00 g
杏 仁	48.60 g	雞 肉	1.22 g
向 日 葵 子	47.89 g	鴨 肉	5.90 g
黑 芝 麻	37.29 g	鵝 肉	11.20 g
小 花 生	48.60 g	鱸 魚	1.62 g
西 瓜 子	43.06 g	鯉 魚	1.59 g
白 芝 麻	48.23 g	烏 魚	0.67 g
青 豆	18.30 g	蟹	3.40 g
核 桃	66.85 g	蛤	0.82 g
松 子	63.25 g	河 蝦	0.61 g

　　觀上表比對，證知魚肉食品所含之脂肪不及植物性食品，且其來源少；而植物性食品所含脂肪份量高，且其來源廣闊，物美而價廉。

科學證明素食所含蛋白質，
比肉食更優良更多

三、蛋白質之功能：

一切穀果根塊，均有豐富蛋白質

蛋白質為構成一切生物主要成分，舉凡動物、植物、昆蟲、微生物、細菌、及各種毒素均有蛋白質之化學結構，故稱蛋白質為生物之要素，亦是一切生命之基原。

普通純潔蛋白質，是一種膠狀物質，狀似雞蛋之蛋白，故稱之為「蛋白質」，並非指蛋類之蛋白也。一切植物之花、果、根、塊、莖、葉，均含有蛋白質。人身體只能利用植物中之蛋白質，在體內消化吸收，改變為本身之蛋白質，其實一切穀果根塊均有頗多蛋白質，特以大豆為多，且其成分為人所必需之蛋白質。

植物性蛋白與動物性蛋白為相同營養素，無須殺生食肉攝取蛋白

蛋白質結構成分含各種不同胺基酸Amino acid，蛋白質由於各種胺基酸不同，故其生成之蛋白質亦異。蛋白質分解所產生之胺基酸，共二十七種，均存於自然界之動植物中，若單食植物性食品，則植物中之各種蛋白質在體內被吸收後，又衍成動物性之蛋白質，以供各器官組織營養之需。故人體不須憂慮無動物性之蛋白質。

觀夫草食性之動物，一生嚼食草葉，而在其體內所生成之動物性蛋白質種類不少，足以維持其生命，且為溫良蛋白質，證知植物

性食品之營養勝於肉食。

普通動物之蛋白質，以其組成某部位生理而命名；如血清蛋白，血紅蛋白、球蛋白，植物亦有此等蛋白質，如豆科植物中，亦有血紅蛋白、血清蛋白及球蛋白，可知植物食品之蛋白，足以作吾人營養之所需；又何苦造作殺生，斷命食肉之惡因，而來攝取肉食蛋白，以養生命呢？

素食血液鹼性高，帶氧量多循環快速；肉食血液酸性高，帶氧量少循環緩慢，病毒多

血紅素在血液中，為運輸二氧化碳CO_2及帶氧之功能也。負有運輸及貯藏氧氣之責任，血紅素在血液中，運氧氣至各組織時，換碳酸CO_2運至肺部呼出。再吸進氧氣帶返，素食營養之血液鹼性較高，可增加血紅素與氧結合之速率。

肉食者則血液呈酸性度高，酸性血液移去碳酸CO_2愈慢，結合氧之量亦少，剩下碳酸較多，令肌肉收縮力弱，因各部組織結合氧較少，故能影響身體之健康，胃腸消化力減弱，身體易疲勞，思想混亂，容易頭痛，抗病能力減低，故易招患疾病，肌膚色濁，凡此種種均從科學證明，素食營養較肉食為優。

血紅素構造與葉綠素相似，彼此作用相同。一切植物均有葉綠素，吸收二氧化碳轉化為有機物，如醣類、蛋白質及礦物質等，並釋出氧，食綠色蔬菜、豆類，可助血液中血紅素增加。故知素食者

之血紅蛋白質絕對充足,較肉食者純潔清淨。

肉食改素食半年,臉色、膚色即可紅光清淨

吾人體內極需氧量時,酸性血液,則血紅素帶氧之量低,影響體健;鹼性血液,血紅素與氧結合量增大,促進體健,所以肉食者易招疾病。

一般修德之士,發心持素後,不及半年,觀其顏容膚色,頓呈滿臉紅光,清淨之狀,足證素食品成鹼之作用,能助血紅素帶氧量增大,供給體內各細胞之需,將碳酸輸出。植物亦有血紅蛋白及膽綠蛋白,如黃精、枸杞及豆類中存量頗多,特以黃豆為甚,其所含蛋白質是吾人體內所必需者,則又何慮素食缺乏血紅蛋白質耶?

蛋白質之營養功能

一、蛋白質供給熱能:

吾人身體在健康時,能吸收食物中之蛋白質達百分之九十五。蛋白質之胺基酸有強烈產生熱之功能;特別由於去氨毒作用之時,蛋白質可燃燒為二氧化碳CO_2及水,在肝臟將蛋白質變為尿素,然後排出。

二、蛋白質能構成組織與修補組織:

身體各部組織,均需蛋白質組成。從兒童長大至成年時,均藉蛋白質作臟腑各器官、血肉、腦髓、骨骼、皮毛、激素等之組織。

雖成年發育完備，但身體各組織之舊細胞，時有損壞及死亡，故需新細胞補充。血液及各分泌液之消耗與代謝，需要蛋白質作修補之功。

A、肌肉——當肌肉運動之後，體內氮之產物增加，如尿素、尿酸等令身體疲倦。倘無蛋白質之補充，則致後患，特別是內臟水腫，令各器官發生疾病。

B、血液——血液乃運輸養料與廢物之工具。如帶氧及放二氧化碳CO_2，並有免疫之能，若遇外傷出血時，能作凝血之任。此等工作均為血清蛋白及血紅蛋白之功能。輔助血液運輸養料，及氣體之交換；此中均為蛋白質作重要之任務也。

C、消化液及激素——各種消化液及激素均為蛋白質所成，如唾液、胃液、腸液中之蛋白、黏液蛋白，均作消化之功能。又一切激素，如腦下垂體激素、甲狀腺、腎上腺皮質激素、胰島素、性腺激素，均為蛋白質所成。此等分泌液及激素，每日消耗不少，故需更吸收蛋白質作修補之功能也。

D、皮膚外層毛髮、指甲存有角蛋白質，毛髮之脫落，及皮膚表層之脫屑，均需吸收蛋白質修補。若缺乏蛋白質，則頭髮斑白，皮膚皺紋。此外腦髓、骨骼各處細胞，均為蛋白質所組成，故此每日消耗之蛋白質及舊細胞之老謝，均需吸收蛋白質作修補之功，方能調和身體健康之正常。否則腦之記憶力及思惟力均減，骨骼變硬易呈萎縮，未老先衰之態顯現。因此必需蛋白質作修補之功也。

三、蛋白質能調節生理及維持代謝之機能：

每日之消化液及精液之消耗，毛髮指甲角質層之脫落，血球與細胞及激素之代謝，均需蛋白質作補充與修理，故稱其能調節生理，維持代謝之正常，若重要之蛋白質不足體需，久之則發生食慾不振、疲倦、神經不安定，嚴重者發生水腫，眼目障礙、貧血等狀。故知蛋白質能調節生理之正常也。（通常血管外，液體積聚，超過常度，稱之為水腫，用指壓之，可留凹陷，若長期缺乏營養，則水腫從腳增至腹腔乃至胸腔，致心悸亢張，呼吸困難，唇與指甲呈瘀藍色，因貧血之故也。

四、蛋白質能作抵抗疾病之功能：

身體內各部組織有充足之蛋白質，即能抵抗傳染性疾病，血液之白血球有吞噬細菌之作用，及抗體之產生，免疫血清中之球蛋白，部分與抗原起反應，能抗癌細胞或細菌之抗體，將癌細胞或細菌凝集或溶解，如此情況稱為抗體。若營養不良而缺乏蛋白質，則易染疾病，如流行性感冒症、肺炎、肺結核等，多見於營養不良時期中，可知蛋白質能作抵抗疾病之功能。

若長期缺乏蛋白質，則能發生不良之疾病如水腫、脂肪肝（肝臟失去蛋白質而且縮小，呈脂肪變軟）、神經遲鈍、消化不良、噁心、消化不良性潰瘍、視網膜障礙、白內障、生育不良、發育不良、甲狀腺病、貧血、消瘦、毛髮易落、骨萎縮、等等疾病。若食蛋白質過多，則又反為有害，能致腎臟病、皮膚乾燥、口渴、尿酸

過多、痛風、等等病狀。是故欲維持正常之生理，當作標準之量度為適。

一切生物均由蛋白質所組成，故植物亦有不少蛋白以供動物營養，如草食性動物，其所食之營養品全是草葉，在其體內分解被吸收，則成為堅密之肌肉、各器官血液，其蛋白質之份量均不亞於肉食者，如人與牛血液中之蛋白質成分相差無幾。

【表二】素食與肉食所含蛋白質比例表（每一百公克計）

素 食	百分比	肉 食	百分比
麵 筋	20.29 g	牛 肉	14.50 g
黃 豆	40.50 g	羊 肉	13.32 g
黑 豆	49.80 g	豬 肉	09.45 g
毛 豆	15.20 g	雞 肉	23.30 g
綠 豆	22.97 g	鴨 肉	13.05 g
豌 豆	23.64 g	鵝 肉	10.80 g
赤 小 豆	19.06 g	河 蝦	17.54 g
黑 小 豆	32.45 g	鯉 魚	18.12 g
髮 菜	20.92 g	鰻 魚	14.49 g
花 生	28.00 g	烏 魚	18.29 g
南 瓜 子	20.81 g	鱸 魚	17.82 g
西 瓜 子	26.03 g	鴨 蛋	14.24 g

觀上表比對，證知肉類食品所含之蛋白質不及植物性食品，且來源少；而植物性食品所含蛋白質分量高，且其來源廣闊，物美價

廉。尚有多種植物性食品含有百分之四上下之蛋白質者如：

蔬菜有：綠豆芽、黃豆芽、豌豆莢、扁豆莢、刀豆莢、大小白菜、大青菜、高麗菜、紅莧菜、菠菜、茼萵菜、筍、油菜、空心菜、芥藍菜、芋頭、地瓜、山薯、蘿蔔、荸薺、蓮藕、薑、菱角、冬瓜、西瓜、南瓜、黃瓜、苦瓜、香瓜、絲瓜、匏瓜、茄子、蕃茄、辣椒、榨菜、海帶、栗子、紅棗。

水果有：柿餅、桂圓、木瓜、蘋果、荔枝、香蕉、桃、李、柿、梨、石榴、柚、草莓、甘蔗、檸檬、枇杷、葡萄、芒果、橘、橙、菠蘿、青梅、李、無花果、杏子。

一切植物性食品不論其根、莖、葉、花、果均含有蛋白質，足為吾人營養而有餘；其所含蛋白質之胺基酸勝於肉類者，如豆類有男女兩性之激素，松花粉可延年益壽，少病紅顏。足證素食營養之蛋白，比肉食優良，凡此種種均以科學證明。

醫學界新發現，礦物質可防癌治癌

四、無機物的礦物質功能：

礦物質英文MINERAL即無生命的無機物，不含碳成份物質，火不燃燒，人體五大營養素，蛋白質、脂肪、碳水化合物、維他命

屬有機物，只有礦物質為無機物。

　　構成人體主要有十一種元素，其他為微量元素皆為礦物質，人體缺乏礦物質、維他命，人體中酵素無法發揮功能，消化分解體內脂肪、蛋白質等元素。人體若缺少礦物質就會處於不健康狀態，如：

　　缺少鎂——心律不整、便秘、痙攣。甲狀腺腫瘤、骨瘤、神經痛，皮膚傷口難癒合。

　　缺少鋅——得糖尿病、皮膚炎、食慾不振、消化不良、心臟衰弱、發育不良、貧血。

　　缺少銅——增加膽固醇、血管硬化、痙攣性癱瘓，貧血及盲目等病。

　　缺少錳——神經衰弱、骨骼鬆化、糖尿病、風濕、關節炎。

　　缺少碘——心肌梗塞、營養失調、毛髮脫落，皮膚粗厚、甲狀腺肥腫。

　　缺少鈣——骨折、骨質鬆軟、情緒不安、神經衰弱、熱量不足、痙攣、心悸。

　　身體之骨骼、血肉，及調節體內血液酸鹼平衡與代謝等功用，均以礦物質為主要，礦物質在體內消化後，為可溶性之鹽類而被吸收，作為重要之營養，

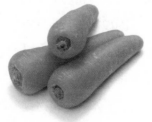

分佈於骨骼、血肉、腦液等。其中主要者為鈣、磷、鐵、鉀、鈉、硫、銅、碘、鎂、氟等等，能維持體內生理之代謝及各部份組織之成份，與體液酸鹼之平衡。

對治癌症有效的礦物質

近醫學發現，硒抑制癌細胞效果很好，若缺硒易致癌、老化及心臟病。硒是土壤中所含礦物質，地下水亦含硒，此外，硒尚存於小麥胚芽、蘋果、橘子、豆類及海藻類。

另一種對癌有效礦物質為鍺，法國「魯洛時」泉水，日本青森縣「山吹泉」同享有世界有名的奇蹟水，此二種水含有鍺，具奇妙治療效果，對治癌有效的蘆薈、蘆筍、綠藻、薏仁，也都含豐富的鍺。含鍺成份最多為：靈芝、人參、昆布、乾香菇、枸杞。

現代飲食中多缺乏礦物質，大衆要多花點時間照顧飲食，就少花點時間金錢照顧疾病

現東方人飲食趨於歐美化，攝取高蛋白、高脂肪飲食，攝取纖維質很少，固纖維質含大量礦物質，能助消化、吸收、排泄功能，便秘中毒現象自然減少，纖維質若不足，腸內會囤積酸性腐敗大便，而產生毒素，很快被腸吸收，至血細胞中，而引起體內缺氧，形成萬病之源，如缺少礦物質，當招致許多可怕疾病。

以前孩子，雖營養不良，但健康少生病，癌病少，現代孩子，

喜吃高蛋白、脂肪飲食，會令孩子身體成為酸性致癌體質，而小年紀就罹患高血壓、糖尿病、心臟病等各種疾病。多花點時間照顧飲食，就少花點時間金錢照顧疾病。

如喝了過多高糖分飲料，會消耗體內鈣、鎂、鉀，破壞人體礦物質均衡狀態，影響個性，產生焦躁不安、精神不集中，容易疲勞，此為缺乏礦物質所致。

現代青少年礦物質不足，令精神不安，情緒暴躁，易產生暴力行為

台灣這幾年來，治安不好，道德衰微，人情味淡薄，其實跟飲食不當有相當關係，這是大家所忽略，因生理可影響心理，人體有病毒作怪，當會影響情緒思想，為紓發心中不安，而作出違背道德之事，其實當人清醒時，都會知錯，但作惡時卻無法控制，此體內之病毒在作祟。

如近年來，所發生高中生跳樓自殺，高中生連續發生殺父、殺母之事，飆車砍殺路人、吸毒、縱火、搶劫等問題少年，皆受飲食不當所影響的。這部份責任當歸咎於雙親寵壞小孩，或對孩子期望過大，因受不了升學壓力，導致青少年精神不正常。日本礦物所長，細川久先生，提出研究報告說，這些青少年暴力事件，就是因礦物質不足，尤其缺鈣，鈣若不足，不僅骨質脆弱、精神也不穩定。

現代青少年每天攝取過多糖分，又喝包裝飲料、巧克力、口香糖、吃漢堡、喝咖啡、吃零食、喝可樂，每天進食太多糖分的食物。

而糖份在體內要轉換熱量，必消耗鈣質很多，鈣自然不足，現代母親三餐煮的越來越簡單，三餐不是炒麵就是炒飯，就是精緻麵包、饅頭或荷包蛋，這些都是高脂肪蛋白，低礦物質的食物。現在年輕主婦，不再花時間煮三餐，只簡單填飽孩子肚子，不會考慮礦物質及營養均衡問題，當然礦物質缺少了，精神自然不穩定，脾氣暴躁，乃致引發各種疾病及癌症、白血病等時就後悔莫及了。

對發育青少年，蛋白質、脂肪雖是重要營養成份，但攝取過多，易形成酸性體質，為中和酸性，必同時攝取礦物質及維他命。

科學家指出，包括癌症的現代病，是吃多了高蛋白、脂肪、高卡路里，使體內形成許多酸性敗菌緣故。現代小孩，在學校上課不專心，功課退步，拒絕上學，不喜讀書，學校內發生暴力打架行為越來越嚴重，這些現象都是體內缺乏礦物質，體內成為酸性致癌體質，才會有此現象發生。

十二年前，日本發生一位少年手持金屬棒打死人，經調查，發現其體內鈣質極度不足，此為闖禍原因，我們飼養貓狗帶至戶外，看有草地方，用腳挖地吃草或泥土，連畜生本能感覺自己缺少礦物質，所以拼命攝取，養雞人常發現，籠中弱小雞常受其他雞用嘴啄屁股，連腸都會啄出來，後用稻穀餵之，就不會發生，因雞缺乏礦

物質，脾氣暴躁，互啄屁股。得用礦物質補充，脾氣暴躁自而消除；人若缺乏礦物質，則脾氣亦會暴躁。

現代農作物礦物質成份減少，營養素甜度減弱

由於現農地不斷增產播種、不休耕的結果，造成土壤喪失各種養份，自然界的土壤生態，在人類肆無忌憚噴灑農藥、殺蟲劑後，破壞整個土壤營養及自然生態，令土壤礦物質及各種養份嚴重缺少。只依賴化學肥料補充，又農作物所發生病蟲害，就得靠農藥，在播種前後撒在土壤及農作物上，而造成農作物受污染，內含有劇毒農藥。農作物自然無法從土壤內吸收貯存礦物質。

一些老農夫都談論過，以前蔬菜都有一股香味，現在蔬菜香味聞不到，也看不到其蔬菜色澤。三十年前，一斤菠菜含豐富維他命C三〇〇cc，含鐵質四〇cc；三十年後的今天，菠菜中所含的維他命C不到二分之一，所含鐵質只剩四分之一。

三十年前的紅蘿蔔，一斤含鐵份有十二cc，三十年後的只含剩三分之一鐵質，不光是蔬菜，我們的主食小麥、米、大麥，穀類所含的礦物質比以前少許多，現代人不但得不到充份礦物質，不知不覺中，也吃下了各種有害人體的農藥。依農委會統計報告，台灣國人每人一年平均吃下五公斤農藥，不得重病及癌症也難。

礦物質可防癌治癌

人體內之蛋白質、脂肪澱粉等營養素，先由礦物質和維他命加以中和，依體內氧氣燃燒氧化，構成元素熱量，形成血、肉，同時產生能量，經氧化而產生的殘渣，就是二氧化碳和水及酸性物質，經由汗水、尿液排出體外，但在礦物質不足之下，經常不完全燃燒，部份二氧化碳、水與脂肪結合，產生有害物質，就是氧化脂肪致癌氧化物就存積於體內。

　　氧化物會污染血液，阻礙血液流動，形成動脈硬化，腸內會繁殖許多惡性細菌，被吸入體內使血液更加污濁，防止血液流暢，使血液缺氧。而體內未排出之氧化物，得爭奪氧氣燃燒掉，使體內為排除這些廢物，消耗甚多氧氣，致成缺氧細胞。

　　細胞缺氧狀態下，會引起許多疾病，癌就是在礦物質不足下，導致細胞氧氣不足，而引發細胞異常形態，則分裂成為癌細胞而致癌。還有礦物質及氧氣不足時，會使酵素功能減弱，減少抗癌能力，日本醫學權威，野口博士說：「氧氣的缺乏，是萬病之源的一大因素」。

　　現代人極易攝食到農藥及化學添加物之食品，加上煙、酒、汽油煙、化學煙等影響身體健康之不良物質諸如：自來水、加工食品、包裝飲料、麵食加入一些防腐劑其他添加物，而污染血液，引發癌症。

一個人時常放臭屁，乃發生癌症之前兆

　　缺少礦物質時，胃腸消化速度遲鈍，體內所攝取的營養素沒被吸收，而遺留腸內之糞便，產生腐敗毒氣及有機酸，再被吸入體內，使血液混濁缺氧，新陳代謝衰弱，影響細胞生存，此時人體會產生一種不需氧氣而能生存繁殖的癌細胞，長久下來，人體機能降低，如果一個人時常放臭屁，乃發生癌症之前兆。

　　為防止上述胃腸異常發酵，平時得多吃維他命、礦物質食物，進入胃腸就完全被消化吸收，不會放臭屁，連大便也無惡臭，加強自身免疫力與治癒力自可防癌。

吃健康蔬菜或燙水菜，攝取礦物質

　　人為了健康，必須攝取礦物質，欲攝取礦物質，必需吃健康的蔬菜，欲吃健康蔬菜能自己栽種最好，若不能，則需吃燙水菜，即用熱水燙菜數分鐘後食用，切勿燙過久時間而失去營養份，可去除農藥又保住營養，更不可油炒，拒吃精製白米、白麵粉、白糖、白蓮子、白薏仁、紅色金針、罐製麵筋、素食火鍋料的再製品、香腸、火腿等致癌中風食物。香腸、火腿含有致癌的硝酸鹽及著色劑。

各種礦物質之營養功能

鈣之營養功能

一、鈣質能組成骨骼支持軀幹，又鈣能作牙齒堅硬之成分。

二、鈣作血肉之成份，能助肌肉收縮。又脊髓液及血液均含有鈣，除保持血液中性之外，鈣離子為血液不可缺少之物質，鈣有止血之功。

三、鈣有調節身體生理之機能，保持一定中和之性；若肌肉收縮乳酸碳過多，則鈣可以中和之。吾人倘缺乏鈣質，因副甲狀腺為血鈣之主宰，即時分泌副甲狀腺素，刺激骨細胞，令釋出磷酸鈣來補充。若身體鈣多，可吸收至骨髓中儲藏之，多餘者由大小便排出。豆類中含鈣質最多，又維生素Ｄ可增加腸內吸收鈣，人體缺乏鈣質會產生各種疾病。

缺鈣之後患

Ａ、兒童缺鈣，則發育不全，身軀矮短細小，牙齒變形脆弱不齊，脊骨與胸骨變形，凸胸駝背。腳骨向外或向內彎，佝僂病、軟骨病、牙齒出血難止。

Ｂ、孕婦缺乏鈣質，所產的嬰兒，骨骼不健全，易成佝僂病，矮小駝背，每每誤為遺傳之天生駝子、矮子，不知胎兒在母腹時，

因孕婦缺鈣所致。孕婦缺鈣，則自其骨骼、骨盆等鈣庫，放出鈣質，導致孕婦骨質疏鬆，骨盤變形，分娩時困難或難產，或致齒落，所以西諺有云：『生一子，落一齒』。

C、成人老人缺乏鈣質，得患甲狀腺病，手足抽筋、痙攣；壯年時牙齒脫落，鼻或牙出血，皮膚外傷出血，不易凝固止血，未老先衰、骨縮、背縮、體力弱，易疲倦、步履維艱。鈣質在人體中如此重要當注意攝取，也切勿過量。倘鈣質太多，能令各組織及骨趨於鈣化。如腎結石及動脈硬化等病。

磷之營養功能

一、磷為組織骨骼牙齒之要素，存在骨內最多，所以缺乏磷質，則能影響骨齒之不健全。

二、磷能調節身體生理之機能，食物中之磷，經代謝後變成磷酸，能保持體內酸鹼平衡。

三、磷為維生素、蛋白質、脂肪、醣之基本元素，故為新陳代謝所必經之程序，所以能調節生理之機能也。

食品中含磷者以黃豆、麵、瓜子等為最多，勝於肉類數倍。食品中之磷容易被吸收，有百分之九十被吸收作體內細胞之要素。若兒童缺乏磷質，則大腦皮層細胞乏磷，致影響腦力，及神經缺乏磷致傳達遲鈍。磷同鈣均屬重要，倘缺乏磷，則影響骨質、血液、細胞之發育，與代謝機能。

鐵之功能

鐵在身體內是構成紅血球中之血色素，其作用為帶氧到各部組織中，施行氧化，供給熱能，鐵又是體內細胞中染色質之主要成分，紅血球所需之鐵不少，而紅血球之生命僅在四個星期之內即告代謝，是故體內常需鐵質作調節補充之要。紅血球本身老死後，即被血液及肝脾之吞噬細胞所消滅，而身體內紅血球之總數並不變更，紅血球之產生，出世以後之紅血球，由骨髓之血竇產生。

鐵既為紅血球之主要成分，若食物缺乏鐵，則患貧血症狀。如頭痛、心跳急促、善忘、胃弱、體倦等等。故治療貧血以鐵為主，次食含銅物質，更助鐵之生血。食品若缺乏維生素A、B、C時，可妨礙鐵之吸收及利用，若磷質太多，鈣太少亦妨鐵之吸收。普通綠色蔬菜及五穀外皮、豆類、乾果含最多鐵質。

鉀之功能

鉀分佈於人體內作軟組織之原漿，如腦、心、肝、腎、血球、肌肉之原漿，及各種腺體所分泌之液。一切高等動物心臟之跳動，腎之分泌，肌肉之收縮，神經之傳導，均與鉀離子之正常濃度有關。若缺乏鉀，生物之活動即不能正常進行，亦難維持長久。

氯化鈉（鹽）之功能

　　吾人食品之鹽，氯化鈉，每日食足以維持體內之平衡。又可增加唾液之分泌，作消化之助。若食鹽太多，則能增加蛋白質分解量，且過度刺激消化器官，減低食物之吸收率。氯能吸收水份變為鹽酸，故對體內酸鹼平衡之維持，及各部水份之分佈，均有重要之功用，又氯更是胃酸之主要原料。

　　若體內缺乏鉀、鈉、氯任何一種，均能影響上述各種生理功能，生長停頓。若缺鉀則使脈搏遲緩；缺鈉則影響蛋白質之代謝作用，若氯化鈉不足，則食慾不振。

銅之功能

　　銅亦為紅血球中血紅素元素之一，能助紅血球帶氧至各組織器官。在治療貧血病時施與鐵劑，加以銅質更為見效。含銅質之酶的植物食品頗多，如蘋果、馬鈴薯及其他植物。若水果切面露於空氣中變為褐色，乃受銅蛋白催化劑之作用而成。植物食品含銅質者不少，如：一切豆類、乾果、穀類、菜之莖根水果等，以乾豆類為最多，植物食品含銅多過肉類。倘長期缺乏銅，能引起貧血及使毛髮變成灰棕色。胎兒缺乏銅，可致髓磷脂變性或運動失調，甚至痙攣性癱瘓及盲目等病。

碘之功能

若吾人缺乏碘，引起甲狀腺腫，此每與地方乏碘處有關，故稱為地方性之甲狀腺腫。若該地之水源乏碘，且海產物如海藻、海苔、海帶、紫菜、髮菜、昆布、海鹽等食品又少，則居民多患甲狀腺腫大，尤以婦女為多。患者初時頸腫，若置之不理，則心跳加快，神經過敏，手指顫動，基礎代謝高升，甚至眼球突出，呼吸頻數，或體溫上升，性情浮躁。嚴重者，甲狀腺由肥大變為衰竭萎縮，毛髮脫落，皮膚粗厚，若早期施與碘質之藥物或食物，得早治癒。

鎂之功能

鎂、鈣、磷三種礦物質，同是骨骼牙齒之主要元素，鎂與鈣之溶解力及吸收力相似，亦為膽汁相助而被吸收，又與磷鎂之代謝相仿，同作骨骼及軟組織之成分。倘缺乏鎂，能致腎石病，副腎之分泌受障礙、甲狀腺腫瘤、齒骨疽、骨萎縮、骨瘤、神經痛，血壓不正常。皮膚傷口難癒合、膽固醇不易降低、手指搐搦、發育不良、或癲癇症等病，鎂與鈣並重，倘食物缺乏鎂，可引起鈣新陳代謝之紊亂，在缺乏鈣時，鎂可代鈣一部份。

缺乏鎂之成人脈搏由正常每分鐘七十次增加至一四〇次，故有心律不整之病狀。若小兒缺乏鎂則發育不良，心臟衰弱及患搐搦病。鎂在植物食品中頗多，如：穀類、豆類、鮮蔬菜及其根塊、核果等。鎂身體所需量微少，故毋須愁缺鎂之虞。

倘過量之服食鎂，則令血內存鎂太多，呈過量之鹼性，反而令細胞易於衰老，則障礙代謝，特別是脂肪代謝受障，而至積聚於組織中，成為老衰變化之現狀，如動脈硬化，血管壁對血壓之抵抗減退，或成動脈瘤，甚至出血或心力衰弱等情況，是故，鎂之服食宜取適量。

鋅之功能

鋅存於普通植物之核果，根薯、菜莖、麥芽及糠等均有，故正常人體內含有微少之鋅，能助長發育。若缺少鋅，則能致皮膚抵抗力弱而患皮膚病，及發育不健全，若太多則令胃嘔吐，腸部受障，或致貧血。因鋅最易與銅結合，致血紅素中之銅被鋅奪去而令貧血也。吾人日常素食品多含有鋅，而每日需要量極微。

礦物質之營養價值有三：

一、構成骨骼及牙齒，其中以鈣、磷為最重要。

二、構成軟組織及血肉等，其中以鐵及碘為最重要。

三、調節生理機能及體內之酸鹼平衡。以鈣、磷、鐵、碘、鈉、鉀、氯、鎂為最重要。

因礦物質容易吸收、排洩其分解之離子，是故礦物質能作軟硬組織之外，兼能調節生理之機能，平衡體液。若血液酸性過多，致中酸毒，令人昏迷；反之，若血液鹼性過強，則肌肉發生痙攣，其

他各種病狀亦隨酸鹼失調相繼而起，普通食物中各種礦物質，在體內分解有成酸者，有成鹼者。

成酸之食物，如肉類、魚、蛋等，含酸性礦物質多於鹼性，以硫酸物及磷酸物為多，故有稱肉類食品為「酸性食物」。成鹼之食物，如各種蔬果之食物，含鹼性礦物質多於酸性礦物，以鉀鹽及鈉鹽等為多，故稱素食食品為「鹼性食物」。

倘長期食酸性食物，雖可維持發育，但失去生殖之機能，所以，民間求子之父母，每持素食求之，此與成鹼易得孕男孩之理相同。且體內長久酸性有毒，令人神智不清，血壓與生理均受影響，此肉食中礦物酸毒之患也。

若素食成鹼之礦物質，則能中和體酸，有調節生理之能，令人精神充足，身體健康，素食礦物質之營養價值，實勝於肉食之礦物質也。素食營養之礦物質來源，來自穀果綠色蔬果頗多。

【表三】素食與肉食所含礦物質比例表（每100公克計）

素　　食	鈣	磷	鐵
赤小豆	0.067	0.305	0.0052
黑小豆	0.062	0.278	0.012
小白菜	0.141	0.029	0.0039
雪　　耳	0.643	0.25	0.0304
西瓜子	0.238	1.139	0.0087
麥　　糠	0.094	1.312	0.14
青菜頭	0.133	0.035	0.0023

肉　　食	鈣	磷	鐵
牛　　肉	0.005	0.179	0.0021
豬　　肉	0.006	0.100	0.0014
鴨　　肉	0.001	0.145	0.0041
蚧	0.026	0.0045	0.0003
雞　　肉	0.013	0.189	0.0028
鯉　　魚	0.028	0.176	0.0013
牛　　奶	0.122	0.090	0.0001

　　觀上表之比對，植物性食品所含之礦物質，勝於肉食品者，且種類多，來源廣，證明素食營養之礦物質，在科學理論上，比之肉食優良豐富。

各種維生素防癌之重要功能

維生素A之功能

　　維生素A：是細胞的建立和成長所必需，同時可保持上板組織完善，使人們在暗淡的光線裡保持正常的視力，深綠或深黃色的蔬果裡含量豐富。

　　維生素此名在一九一一年由CASIMIR　FUNK氏發現米糠液中之晶體，有治腳氣之功能因此深信該物為維持生命之重要元素，故

名「Vitamins」，含有醇、有機酸類、有機鹼類，因各種維生素不同，故削去其字尾 E，表示新維生素之生成，稱之為「Vitamins」。各種維生素能調節生理，保護皮膚組織，管制醣類之代謝，促使生殖及生長之機能，平衡磷鈣之吸收，凡此等等均是維持生命之要素。

身體必需各種維生素，必須藉食品供給，人體內不能產生維生素，維生素之種類有二十種以上，各種維生素之化合作用不同，不但對人體及動物有助長發育調節生理之能，且對於植物亦有增加生長之功，故知維生素對生物有特殊重要之關係。

維生素A：此素存於有色蔬菜如胡蘿蔔、紅蕃茄、紅莧菜、菠菜及魚肝等。特別是胡蘿蔔、被吸收後在體內變為維生素A。維生素A之營養價值，略分三項：

一、保護眼睛。二、助長發育及延長壽命。三、抵抗疾病。

眼睛視網膜特別需要維生素A，不致夜盲或失明，不只能預防夜盲症，亦令眼睛角膜，不致發生乾眼病。倘長期缺乏維生素A，則能令淚腺分泌減少，致角膜乾燥表面無光澤，呈混濁之狀，又怕光，對光失去反應，甚至失明，充足維生素A，則能保護眼睛不易發生眼疾也。

維生素A能助長身體發育及延長壽命，並助長鈣化之作用，使身體發育優良，特別在兒童時期，須要吸收鈣質，使骨骼增長，牙齒堅固，體內各器官發育正常，肌肉豐滿，神經不致乾枯，各分泌

腺及器官，均獲正常之發育健康。

　　倘在發育時期缺乏維生素Ａ，則發育不良，肌肉及器官呈萎縮狀態，骨骼牙齒缺乏維生素Ａ助其鈣化之功用，則不堅固而易折斷，又神經各器官發育不良，能影響神經不活動，思想遲鈍，體重減低，生殖器官退化，容易患副睪丸炎、輸精管炎、陰道炎，生殖機能衰落，乃至精神萎靡，作事無趣，甚至影響壽命。

　　維生素Ａ能抵抗疾病，保護上皮細胞，減少皮膚皺紋使皮膚細滑，是故維生素Ａ有駐顏美容之功，能令體內各器官之上皮細胞抵抗細菌不致生病。若維生素Ａ缺乏則皮膚乾燥、粗糙角化，頭髮乾脆易脫毛，指甲呈線條狀，手足皮膚角化脫皮。

　　若體內呼吸系統、消化系統、泌尿系統及分泌腺等之上皮細胞，缺乏維生素Ａ，則呈角化而失去分泌作用，容易為細菌所侵致患疾病，如：鼻竇炎、耳咽管炎、氣管炎、感冒、肺炎、肺結核、哮喘、口腔炎、喉頭炎、胃腸炎、胃癌、肝石、腎石、輸尿管炎、膀胱炎、生殖器官等病。倘食品充足維生素Ａ，則可以抵抗上述各病，且獲健康之體格與精神。故云維生素有抵抗疾病及有長壽之功也。

　　維生素Ａ之用，適中為佳，過多及缺少均能發生毛病；倘服食過多，在小兒則反為停止其生長。成人服量過多，則體重減輕，精神欠佳，頭痛或眩暈，乃至易出血嘔吐、昏睡，皮膚呈黃色等故。故不宜過量之服食。

素食之維生素Ａ，遍佈於自然界之粳米穀麥蔬果一切植物中，足與人類攝取營養之需。含有維生素Ａ最多者，以胡蘿蔔、苜蓿、綠莧菜、紅莧菜、菠菜等為勝，雖則牛肝、豬腎、魚肉、雞卵、牛奶等亦不及；故知植物食品含多量維生素Ａ。民間經驗所知，能治夜盲眼明之漢藥如：決明子等，均含有維生素Ａ，服之能治夜盲目明，兼有駐顏延壽之功，故知植物性之食品富於營養，則又何慮素食無維生素Ａ耶？是故懷仁修德之士，應當持素，方能去除肉食之過患也。

維生素Ｂ之功能

維生素Ｂ群：主要功能將醣類轉化成葡萄糖以供身體燃燒產生能量，促進醣類的氧化作用，輸送細胞氧化還原的作用，維持正常之心肌緊張力，在脂肪、蛋白質和醣類的新陳代謝中為主要之一環，可維持神經系統正常運作，為促進胃腸蠕動及消化液分泌，增進食慾，預防及治療腳氣病或多發性神經炎，而可維持皮膚、毛髮、眼睛、口腔和肝臟的健康。由動物實驗結果，證明可增加壽命及青春的活力，食物中以穀類產品是最主要來源，豌豆、蠶豆、黃豆及花生等則也是良好來源。

維生素Ｃ之功能

維生素Ｃ能增加對傳染病的抵抗力，被稱為是新鮮食物的維生

素，在新鮮植物裡所含維生素C的濃度最高，各種水果綠色蔬菜含量最豐。但維生素C極易破壞，必須採購新鮮蔬菜水果，並放置陰暗處，蔬菜洗淨後須立即下鍋，時間愈短愈好。

維生素D之功能

主要功用為調解體內鈣質及磷質的吸收與固定，使較多的鈣透過腸膜而易於吸收，並能調解血清內酵素的份量，麥角、陽光更是維生素D的來源。

維生素E之功能

是細胞核所需要的主要養分，可增肝內維生素A的儲存量，對於性荷爾蒙、膽固醇、維生素D的利用也非常重要。麥芽油、棉子油、穀芽油及其種子的胚芽是維生素E的主要來源，其他如綠葉蔬菜、堅果、豆芽等含有甚高的濃度，一般說來，植物組織所含的維生素E，較動物組織裡所含者為多。

維生素K之功能

為構成血液內凝血元所必須的物質，幫助血液凝固，綠葉植物如菠菜、捲心菜、甘藍菜等是維生素K的最好來源。

素食，除斷食肉類、酒、蔥、韭、蒜五辛外，其他如穀類及其

製品，乾豆與硬殼果類、蔬菜類、水果類等多種食物，都適宜素食者從中隨緣攝取。一般而言，若每天能從醣類、脂肪、蛋白質、礦物質、維生素各種營養素中攝取相當的食物熱量足夠，便不會面有菜色，出現營養不良的情況了。

談健康長壽的秘訣

位在巴基斯坦北端，長一百六十公里，寬一‧六公里的細長國家罕沙，是一個長壽國。過去二千多年與外界完全隔離而成為神秘國家，現在已成為巴基斯坦的一部份，這地方的人都很長壽，幾乎都活至百歲以上，值得注意的是疾病少，無癌症、心臟病、血壓異常等。

罕沙的人民主要食用穀類（小麥、大麥、蕎麥、小米）、葉菜類、根菜類、馬鈴薯、豌豆、黃豆、埃及豆、其他豆類、醱酵奶、乾酪、水果（以杏子、桑椹為主）、水果乾、很少肉、酒等。多量食用穀類中小麥與玉米，罕沙的麵包黑又粗，但富於營養。他們蔬菜則因缺少燃料，所以大都生吃。

因每天所攝取的食物都無農藥污染，且以含有豐富礦物質的雪融水、蔬菜屑、落葉等作堆肥栽培蔬菜，營養極為豐富。又因生吃蔬菜，其所含酵素或維他命類都不被破壞。這就是罕沙的人民能保

持年輕、健康與長壽的秘訣。

在日本的千葉縣房總半島的白濱村，有很多百歲以上的長壽者，尤其是患癌症的人極少。他們的食物中很少有牛油、乳酪等加工動物脂肪，他們脂肪攝取來自芝麻、花生、菜子等，都靠自然而不加工的植物為來源。

日本東北大學醫學院的近藤正二博士，就日本全國六八〇村落，作過調查，結果表示長壽者大多受飲食習慣的影響，可歸納為下列四點：

一、在日本滿七十歲以上的人很少，只有約百分之四。

二、偏食白米或食量大的村落，一般都早衰，以患腦溢血早死者多。

三、多食魚類的地方也多短命，患心臟病且早死者多。

四、長壽村的人民，共同的地方是攝取豐富的蔬菜、黃豆、海藻。

在衣食豐足的文明社會中，全國平均壽命超過七十歲的有瑞典、挪威、冰島等。這些北歐國家夏短而冬長，孤立於其他歐洲地區之外，到現在尚保持古來的飲食生活，這些人民都享受著自然所贈與的新鮮食物而不浪費，不損害其風味而以單純的形態食用，這是長壽秘訣所在。

在美國、澳洲、阿根廷等國，平均壽命都在六十歲以下，心臟病肥胖者特別多。愛斯基摩人只以肉維生，全部人民都患有神經痛，其平均壽命只有二十七歲。

日本牛尾博士認為人類原來就是素食者，使用肉類會使血液變為酸性，減低抵抗病菌的能力，因而易引起各種疾病，牛尾博士以動物實驗說明素食的功效；以牛油、豬油等動物性脂肪飼養老鼠，其癌症的發生率會提高，而以芝麻油等植物油飼養的老鼠，幾乎無癌症的發生。

美國、加拿大消耗肉量是全世界最高，每年癌症死亡率也是世界最高

根據統計丹麥、美國、荷蘭等國人平均每天攝取脂肪量最高（一六〇克左右），而其腸癌死亡率也是全世界最高，同樣地，紐西蘭、美國、加拿大等國平均每人每天消耗肉量也是全世界最高的，其每年癌症死亡率也是最高的。

留美學人楊湘平教授，在六十五年國家建設研討會的報告指出，脂肪或動物蛋白質，人類攝取量高，則癌症死亡率也隨著增加，其理由是很多的致癌素不能直接產生癌症，要在身體內經過酵素的活化，成為活性致癌素後，方足以致癌，而動物蛋白質脂肪都能增加這種酵素的活性。

日本近藤正二博士提出保持健康與長壽的六個條件：一、停止

偏食。二、每天食用黃豆等含高蛋白質食品。三、儘量多攝取蔬菜。四、油脂要少，但每天要攝取。五、常常攝取海藻類，穀類食物。

　　人們由經驗所發現的健康食品有蜂蜜，小麥胚芽、酵母、乳酸菌、堅果類、海藻、水果、葉綠素、糖蜜、醋等都有益健康。健康與長壽除與先天之遺傳有關外，還有後天的環境，包括飲食、生活作息、人生觀等關係。

上一代人與現代人同樣飲食卻不生癌症

　　上一代老人家們，於過去三十年前吃食魚肉蔬菜水果，卻少人得患癌症高血壓糖尿病，為何現代的人同樣的飲食，卻常罹患癌症、高血壓、糖尿病等重病？因過去魚肉體內無化學物，所食皆為有機營養豐富的蔬菜水果，又無農藥殘餘物，農作物的營養份甜度遠遠超過現代蔬果，所喝的水乾淨含礦物質，空氣清淨無污染，故不易得患癌症。

國父談素食治病經驗

國父說：「中國常人所飲者為清茶，所食者為淡飯，而加以菜蔬豆腐，此等之食料，為今日衛生家所認為最有益於養生者也，故中國窮鄉僻壤之人，飲食不及酒肉者，常多上壽」，在孫文學說一書中，國父一再說到素食之益處，國父說：「夫素食為延年益壽之妙術，已為今日科學家、衛生家、生理學家、醫學家所共認矣，而中國人之素食，尤為適宜。」誰都知道，國父是一位醫學家早年曾懸壺行醫，救人甚多，他認為素食是延年益壽之妙術，實本乎醫學的原理及經驗而言。

　　國父自述戒除肉類而治癒胃病之經驗云：「作者曾得飲食之病，即胃不消化之症原起甚微，常以事忙忽略，漸成重症，於是自行醫治，稍癒，如是者數次，其後則藥石罔效，只得謹慎飲食，凡堅硬難化之物，皆不入口，所食不出牛奶、粥糜、肉汁等物，半年以後，則此等食物亦歸無效，而胃痛日甚，幾無法可治。

　　即常尋覓按摩手術而兼明醫學者，乃得東京高野太吉醫師，先生手術超越尋常，其飲食之法，與尋常迴異，尋常西醫飲食之方，皆令病者食易消化之物，而戒堅硬之質，而高野先生之方，則令病者戒除一切肉類及溶化流動之物，如粥糜、牛奶、雞蛋、肉汁等，而食堅硬之蔬菜鮮果，以抵抗腸胃，仗自發力，以復其自然之本能。

　　吾初不信，思吾之服粥糜牛奶等物，

已一連半年，而病終不癒，乃有一試其法之意。又見高野先生之手術，已能癒我頑病，意更決焉，而先生則曰：『手術者，乃一時之治法，若欲病根斷絕，長享康健，非遵我養生之法不可。』遂從之而行，果得奇效。

唯癒後數月，偶一食肉或牛奶雞蛋湯水菜酒等物，胃病又復發。始以為或有他因，其後三四次皆如此，於是不得不如高野先生之法，戒除一切肉類牛奶雞蛋湯水茶酒，與夫一切辛辣之品，而每日所食，則硬飯蔬菜及少許魚類，而以鮮果代替蔬菜，從此舊病若失，至今兩年食量有加，身體健康勝常。」

以上是國父親身的經驗，我們看高野先生的方法，主要是戒除一切肉類，而國父在療治的經過中，癒後數月，偶一食肉，病又復發，後來遵從高野先生的方法，戒除一切肉類，雖仍食少許的魚，而終能舊病若失，身體健康勝常。

野蠻人多吃動物，文明人多吃植物

以上，所引證國父提倡素食的言論，都見於孫文學說一書，除此以外國父在民生主義的演講中，每談到「吃」的問題，也常提倡素食，國父說：「人類謀生的方法很進步之後，才知道吃植物，中國是文化很老的國家，所以中國人多是吃植物，至於野蠻人多是吃動物。」

又說：「原始時代的人類和現在的野蠻人都是在漁獵時代，謀

生的方法只是打魚獵獸，捉水陸的動物做食料，後來文明進步，到了農業時代，便知道種五穀，便靠植物來養生，中國有了四千多年的文明，我們吃飯的文化是比歐美進步得多。」

　　國父很明白的告訴我們：「野蠻人多吃動物，文明人多吃植物，由此可見吃肉是野蠻的行為，吃素是文明的表現，原來人類生活方式的進化，可分四個時期，魚類都在漁獵時代；半開化的遊牧民族是在畜牧時代，這二時代的人都以動物肉為食物；文明進步到農業時代及工業時代，就以植物為食物。現在二十世紀已進步到工業時代，如果還要宣傳『動物是神賜人吃』的邪見，那要把時代倒開至七、八千年前的漁獵時代去，真是開倒車了。」那麼吃長素的出家人，可說是站在時代最前線的最前進份子，吃六齋十齋或觀音齋的男女居士，只能算是準前進份子，親愛的青年朋友們！我們要認清佛路，才是真正的前進。

輪迴異類皆前生六親眷屬

　　佛陀世尊，覺知一切眾生，佛性平等，在形體上雖有人畜之分，然其天賦之靈性，實無有異。眾生靈性，乘善惡之業力，往返輪迴於六道之中，生生世世，互為父母、夫妻、子女、親友，頭面雖改，此性不異，既無天眼，又無宿命，焉知吾人所殺所食，不有過去父母、子女、親友之在其中者，倘念其哀嚎宛轉，悚而就死，安能舉肉而下咽乎？

素食和生食，可使體內化學酸鹼平衡

我們的身體是由多種化學元素組成，其中百分之八十的化學元素屬於鹼性，百分之二十的化學元素屬於酸性。為了適量的補充，以達成血液化學酸鹼平衡，我們的飲食百分之八十應為鹼性，百分之二十應屬酸性，一般說來，水果與蔬菜是鹼性食物，各種肉類、蛋類及多數穀類都是酸性食物，黃豆、小米、蕎麥為鹼性食物，牛奶、牛油和各種植物油則是中性食物。

礦物質元素在強熱時，不被燒掉，當食物在體內代謝時，礦物質即被釋出，以保持酸鹼平衡，我們今日普遍的飲食習慣多食酸性食物為多，酸性及鹼性食物的比例適得其反，導致身體的酸鹼失衡，加以身體肥胖、便秘、缺少運動、縱情酒色、吸煙等因素，加上新陳代謝機能緩慢，多數人都患了毒血症，因此，健康的秘訣就在素食和生食，以求化學酸鹼平衡。

癌症又名「全身中毒缺氧症」

疾病的真正原因是身體新陳代謝失常，代謝廢物在血液和組織中無法排除，因而造成「毒血症」，這才是一切疾病的根源，包括傳染病和慢性病在內。細菌只有在毒性血液中方能發生破壞作用，身體因而全身中毒，身體新陳代謝所產生的廢物大部份是體內氧化作用所產生的有機酸類，極小部份的廢物則是體內細菌代謝所產生

的，由於錯誤的飲食習慣及生活方式、情緒的因素和環境污染，使排泄功能緩慢，因而引起身體中毒現象，血液及組織中到處充斥代謝廢物，因而引起各種慢性病及癌症。

當細胞正常使用氧氣受到干擾時，惡性腫瘤就自然發生，如果不瞭解這項理論，治療癌症病人必然徒勞無功，凡是忽略了惡性腫瘤趨勢和體內嚴重缺氧之間關係的任何療法，成功的機會極微，身體組織若未以高氧水準充份發揮呼吸功能，則正常細胞轉變為惡性細胞而導致癌症的形成。

如何消滅癌症

停止污染我們的空氣，停止精製破壞我們的食物，停止以致癌化學物質毒化我們的空氣、水源和土壤，停止攝取過量的高蛋白，停止瘋狂追求高度的物質繁榮，爭取知足常樂的人生觀，開始吃天然而未經加工處理過的食物，呼吸新鮮空氣，飲用純淨清水，接近大自然，經常運動大量出汗，那麼你就可完全忘掉癌症的威脅，癌症將永遠消失，不是因為我們治癒了癌症，是我們消除了癌症存在的基本因素。

真正確有防癌效果的天然飲食療法

　　事實上，營養療法用於治療癌症由來已久，二千五百年前西醫鼻祖，希波克拉底醫生即以營養療法為癌症病人施治。這種營養療法主要是素食，幾乎摒除所有動物源蛋白質，所食為水果、蔬菜、堅果和種子，泰半生食。另外再加上許多必要礦物質、微量元素、維生素和酵素。

　　整合分析本書諸多癌症飲食實驗理論，茲整理一套確實有效的飲食療法如後，所謂有實效的抗癌膳食，不僅能幫助身體預防治療癌症，也能強健身體。而健康營養的飲食，必須遵行下列原則：

　　一、膳食物必須全部為有機食物，無施用化學肥料、農藥、殺蟲劑。有機蔬菜安全無毒、健康營養、味美清甜，多吃有機蔬菜水果，可預防癌症、肝硬化、腎臟病的發生。雖然有機蔬果價格昂貴，但健康更昂貴，少花點醫藥費，就足夠長期購買有機蔬果來換回健康了。

　　二、必須飲用健康安全的淨水，任何一種水或礦泉水都一定要煮過方能飲用，台灣已無乾淨水可喝，目前坊間很流行逆滲透水、離子水，其實這些水無法完全消除細菌，而且很容易忘記定期更換濾心，因濾心無法發揮正常功能，而吃下更多的細菌。還有許多人對高山裡的礦泉水趨之若鶩，你知道嗎？這些山澗流出來的水都含有化糞水、農藥水、酸雨（多種化合物），鳥糞便及昆蟲屍體。當雨水滲入岩層、污染的泥土，再形成泉水、溪水，就是一般人所謂的「礦泉水」，事實上，山上果農都喝深水井（三百公尺以上）的水，

所以到山上所取回的礦泉水定要煮開才能飲用，絕不可生飲。

三、一般的淨水器或濾水器，無論是製造ＲＯ逆滲透水、鈣離子水，還是活性碳水，雖然可去除水中所含的氯及霉菌，但卻去除不掉甲烷或化糞水裡的尿酸，而這些都是致癌的元凶，所以務必要飲用蒸餾水或滾透了的開水，水對人體健康的影響實在太重要了，千萬輕忽不得啊！

四、常食用含有豐富天然酵素的大麥草、各種芽菜、鳳梨、木瓜、蘋果、酪梨等蔬果。因酵素能分解蛋白、脂肪、礦物質，有利體內吸收，增強抗體；酵素能破壞毒細胞之外膜，消滅癌細胞排出體外，可以幫助清除我們由空氣、飲水和食物中吸取的各種會引起癌症的各種化合物毒素，如果你經常接觸廢氣、工業用化學品、液狀乾洗劑、殺蟲劑或其他這一類的物體，你最好是每天服用大麥草汁、芽菜、木瓜、鳳梨、綠藻、藍藻，尤其蜂膠、蜂蜜是天然的消炎解毒劑，健身防癌效果奇佳，要多服用。麥草當食用有機麥草，營養豐富又衛生，蜂膠以巴西生產者為佳。

五、常喝養生茶，採用枸杞子、黃耆、紅棗、黑棗、當歸、川芎、西洋參（花旗參），各少許，放在不鏽鋼溫水瓶內悶泡當茶飲，可增加免疫力、抵抗力，補血養氣，喝後感覺口渴者，可加菊花或麥門冬，此養生茶定要常喝。

六、多食堅果類，增加體內礦物質、鈣質、蛋白質、維生素，如杏仁、南瓜子、葵花子、腰果、葡萄乾、枸杞，生食或烘焙皆

可，生食效果為佳！尤其要多吃杏仁，最好的堅果則為杏仁、核桃、榛實。癌症病人應避免食用花生，雖然花生是一種良好的蛋白質食品，但常帶有一種致癌性質黃麴素。抗癌穀類計有：小米、蕎麥、糙米、大麥。（礦物質可治癌，是醫學界新發現）

七、大多數食品必須生吃，至少百分之八十均應生食。至於黃豆、蕎麥、小米、大米一些乾的豆料等食品，則可熟食。生食食物應為蔬菜、生果、發芽種子。

八、常喝發酵水果醋，因水果酵醋有淨化血液，強肝、預防老化、改善脾胃消化、分解毒素功能，醋可中和腸胃內的有害的胺，將毒素隨糞便排出，可防治癌症、皮膚病，可使身體產生活力，消除疲勞。

九、進食適量易消化蛋白質，這種蛋白質主要來自綠葉青菜、深色水果、發芽種子與穀類、堅果。完全禁食其他動物性蛋白質，不可吃食魚、肉、牛奶、蛋、乳製品、五辛之物（韭、蒜、蔥、芥末、薤）。

十、切勿抽煙，喝酒，剔除所有加工和精製食品，特別是精製碳水化合物，例如白麵粉、白糖，咖啡、可樂，以及二手貨製品。一般市面販售醬油內含四種化學物，不可食用，採天然黑豆釀造醬油食用，辣椒醬、沙茶含防腐劑，勿食用過多。

十一、避免食用飽和高膽固醇動物性脂肪，包括奶油在內，植物油取代動物油，可食用向日葵油、橄欖油，植物油絕不可加溫，

植物油持久加熱時會產生致癌物質，應直接拌攪在蔬菜或食物中食用。蔬菜農藥多，切勿炒或煮，可用滾開水熱燙十五秒鐘，即可攪拌植物油食用。艾塞爾醫生說：「已經絕對證實，不食動物性脂肪，包括奶油在內，會減少罹患癌症的可能性。」

十二、不食腐壞食品，腐壞食物均含有致癌物質，長期食用，可能造成癌症。

十三、常實行新鮮蔬果汁清毒禁食療法，綜合抗癌方案最重要的一環即是全身消毒，身體罹患癌症的基本原因，乃是抵抗致癌的力量削弱，這是由於新陳代謝失常所致。蔬果汁禁食的目的乃在恢復身體所有重要正常機能，增強肝臟及其他清潔器官的活力，排除全身累積的毒素，恢復胃腸消化吸收功能，最好實行多次短期新鮮蔬果汁清毒禁食療法，禁食期間多食用紅蘿蔔、綠色蔬菜、葡萄、檸檬與一切深色果汁，健康人士雖可自行禁食，癌症病人卻應在專家監督下方可禁食。

十四、補充抗癌健康食品，下列維生素、礦物質已發現具有抗癌性質，可增進身體的抵抗力及對癌症的預防和治療功能：

維生素 A，缺乏維生素 A 肯定有助於癌症的生成，人體有足夠的維生素 A，細胞即能正常分裂，併發育為人體不同器官所需細胞。維生素 A 不足，人體迅速分裂大量相同癌細胞，這種癌細胞不靠氧化獲取能量，而自糖發酵過程取得能量，當人體中充滿了這種氧化癌細胞，器官和組織受阻塞，最後導致死亡。維生素 A 有抗氧

化作用及強化皮細胞的功能，可以防止細胞組織因氧化而受損，並防止食道、胃、鼻咽、肺皮膚等上皮細胞癌的發生。其來源為蛋、奶類、紅蕃薯、魚肝油、黃綠色蔬菜、木瓜及胡蘿蔔等。

酵母，酵母是一種非常有營養且具有清毒作用的防癌食品，使用食用酵母，不可食用麵包廠發酵用酵母。

維生素B_{15}、B_{17}，能夠為身體細胞和組織供應更多氧氣，細胞慢性缺氧會導致癌細胞形成，維生素B_{15}增強對缺氧症抵抗力。最佳食物來源有：綠豆、皇帝豆、菜豆、酸蘋果、李子、杏仁、櫻桃、蘋果，發芽種子，特別是綠豆芽和紅豆芽。

維生素 C，是已知最強解毒劑，它可減少食物或環境中化學致癌物質的破壞，因此對癌的防治有重大價值。維生素 A 具有五大功能：（一）增加肌肉功能。（二）協助鐵之吸收。（三）組成膠原。（四）抵抗感染。（五）降低血膽固醇。如何提高免疫力乃是根治癌症的不二法門。免疫力可由白血球吞食消滅異常物質（句括癌細胞、細菌和病毒）能力來表示。白血球飽和吸收維生素 C 後即可發揮最大戰鬥力。另外維生素 C 也可加強干擾素的生產，也即是加強了人體的抗癌和抗病毒能力。能阻止亞硝酸鹽與胺類結合成亞硝酸胺致癌物，減少胃癌及食道癌的發生。其來源為蕃石榴、柳丁、檸檬、文旦、綠葉蔬菜如菠菜、花菜、芥藍菜等。

維生素 E，維生素 C 和維生素 E 能幫助身體阻止癌組織活動，維生素 E 也增強細胞的氧化作用。能阻礙自由基對細胞的破壞。其

來源為綠色葉菜、麥胚芽、全穀類、蛋、肝臟、肉類。

天然綜合維生素 B，對防止肝臟硬化至為重要，肝硬化常導致肝癌，缺乏維生素 B 的原發性肝癌，罹患率為高。諾貝爾獎得主，德國柏林當代權威癌症專家的華貝格博士說，癌症的主要成因，是受到致癌物質侵襲的組織中缺乏一種到三種維生素 B，核黃素、菸草酸、全生酸，在膳食中大量補充這三種維生素 B，是預防癌症的最好辦法。

硒，可保護DNA不與致癌物結合，減少食道、胃、直腸癌的發生。其來源為海帶、全麥麵包等。蘋果、橘子、豆類、海藻類。

鍺，具奇妙治療效果，對治癌有效的蘆薈、蘆筍、綠藻、薏仁，也都含豐富的鍺。含鍺成份最多為：靈芝、韓國人參、昆布、乾香菇、枸杞等。

鉀，全面補充礦物質和微量元素，特別是鉀的補充，許多專家認為，缺鉀是項主要癌症成因。

酵素，全面補充消化酵素，豐富的消化　可以幫助身體有效地利用營養素。

十五、節食消除肥胖，由貪食所引起的肥胖症，是一切疾病的主要根源，包括癌症在內，防癌膳食也就是節食，知名癌症研究人員同意，蛋白質的過度攝取以及身體未能適當利用，是癌症的肇因之一。還有一點非常重要的是，癌症患者每日應少食多餐，而不應多食少餐。

多食纖維質，能促進腸道蠕動，可以刺激糞便快速排出，消除肥胖，並減少致癌物與腸道接觸的時間，以及具有沖淡人體內致癌物質的功能，因此足夠的纖維質得癌病的機會比較低，其豐富來源為未加工之豆類，全穀類及蔬菜、水果等。

隨著科學研究的進展，不僅要注意到飲食致癌的方面，而且還應看到飲食中含有一系列的抗癌物質。早在七十年代，美國科學家瓦特伯格就發現甘藍屬蔬菜如包心菜、結球甘藍所含的異硫氰酸酯類化合物具有較強的防癌活性。美國匹茲堡的盧茨博士與牙醫師文塞爾發現蘆筍抗癌。此外，還有一些食品中的化合物具有較強的防癌、抗癌作用，例如：大蒜與洋蔥的有機硫化物、柑桔水果中的類黃酮、茶葉中的茶多酚等物質。

我國自古就有「藥食同源」的飲食傳統。許多植物既可食用又可入藥。例如：人參、甘草、黃耆、蓮子、枸杞、杜仲、百合、陳皮、當歸及羅漢果等都是著名的藥食兩用植物，近年來已發現上述食品均有較強的防癌、降血脂、降膽固醇及降血壓作用。

現針對各種癌症，參考美國癌症學會臨床腫瘤學教科書，列出和飲食有關的保護性因素或成分及其保護性機制。

美國七大防癌飲食標準，一九八四年ＤＮＣ提出的七條防癌飲食標準包括：

一、少食用高脂肪食品，減少飽和脂肪的攝入，使脂肪供熱比減少至百分之二十至百分之三十。可降低消化道癌、乳腺癌及心血

管疾病的發病。高脂肪、高膽固醇食品：動物內臟、蛋黃、奶油、人造奶油、黃油、豬油。低脂肪、低膽固醇食品：水果、蔬菜、酸奶、豆類、牛奶。

二、多食富含纖維素的食品：包括水果、蔬菜、全麥麵包、穀物、豌豆、菜豆、其他種籽。可以減少消化道癌的發病率。

三、多食富含維生素C及維生素A的食品。如水果、蔬菜等。

四、多食用「十字花科」蔬菜。如甘藍、芥菜、綠花椰菜、白花椰菜等。

五、節制飲酒。勿抽煙等。

六、少食用鹽醃、燻製、油炸及用亞硝酸鹽處理食品。如火腿、燻腸、燻魚等。

七、節食，避免肥胖，減少膳食中糖的攝入量。包括糖果、冰淇淋、甜點等。多吃混合型碳水化合物，多從水果及蔬菜、穀物中獲取糖。

台大醫院營養部建議四項防癌飲食原則：

一、維持理想體重。

二、均衡飲食，多攝取蔬菜、水果和全穀類的食物，減少脂肪的攝取量。

三、減少鹽醃、煙燻和硝酸鹽食物的攝取。

四、飲酒適量，勿抽煙、勿吃檳榔。

生食蔬菜水果防癌奇效

　　生鮮蔬菜含有大量維生素Ｃ、酵素及纖維質。當我們的食物若含有防腐劑或硝酸鹽時，若與魚肉中蛋白質的胺相遇則會形成亞硝酸胺。這是一個導致胃癌的致癌物。由於豐富大量的維生素Ｃ可阻斷這個反應，故可降低食道癌及胃癌的危險性。

　　WHO（世界衛生組織）也呼籲大眾，應大量攝取生鮮蔬果，降低各類癌症的發生，包括肺癌、大腸癌、直腸癌、口腔癌，口腔癌，胃癌，食道癌，攝護腺癌及子官頸癌，乳癌等。

　　又如 β 型胡蘿蔔素，在深綠色及黃色蔬菜中含量極高。它們藉著攻擊自由基而阻止細胞癌化，屬於抗氧化劑的一種防癌有機種。所以，這種天然乾淨無農藥、化肥污染的有機蔬菜，每餐均能生食攝取，更具防癌的功效。

容易吸收消化又防癌的水果

　　水果本身不但含有豐富的營養分，並且以最容易吸收及消化的形式存在。它所含的蛋白質多半是胺基酸，脂肪多半以脂肪酸為主，糖份多半以簡單的果糖為主。所以攝取水果時，直接提供人們熱與能，人們進口的青菜、水果，有時候整個被泡在福馬林裡保鮮，所以，進口的東西一定要去除果皮。蔬菜、水果都是高鹼性的

東西，它能夠調和體內酸鹼的平衡，酸性化的體質透過蔬菜水果就能夠中和。尤其是生食的蔬菜、水果，還能做清潔的工作，幫助消化和排便。

水果最重要的是水分、維生素 C、維生素 B 和一些礦物質，要新鮮、成熟、生吃。所以水果不要買很多放在冰箱裡，這樣會失去新鮮也不盡理想。

芽菜食效

任何種子、穀物或是豆類，我們最好都浸泡它，甚至讓它發芽，這是最合乎均衡營養的原則。因為種子、豆類、穀物當它沒有發芽的時候，它是一種靜止的狀態，它的能量很低，所以我們把種子、穀物、豆子浸泡，然後讓它發芽，發芽之後，已經有生機了，營養的結構也改變了，蛋白質就變成很好消化的胺基酸，碳水化合物變成很單純的醣，而脂肪也分解成脂肪酸。

另外芽菜還會溶出很多酵素，芽菜應該要生吃，因為生吃才能達到食療效果。尤其是有癌症、糖尿病、心臟病及慢性病的人，更要多吃自己栽種的芽菜。

生食治癌療法（癌症者絕不可吃花生）

生食必須全部採用有機肥料生長的蔬菜水果，因無含致癌化學物質。大多數食品必須生吃為佳，不致破壞掉治癌相當重要有效的

營養酵素，飲食重點應為新鮮蔬菜、水果、堅果、芽菜，最好的堅果，則是杏仁、核桃、榛實，以其含有豐富維生素B17。避免食用花生，因為花生可能帶有致癌性黃麴毒素。最佳抗癌穀類計有：小米、蕎麥、糙米、大麥，均含有不少B17。

　　抗癌膳食也應當包括大量乳酸發酵食物。病人也應進食適量易消化蛋白質，主要來自蔬菜、馬鈴薯、發芽種子與穀類、堅果。完全禁食動物性蛋白質，不可喝生奶，也不可食用乳製品及所有加工精製食品、白米、白麵、白糖、食鹽、一切調味品、煙、酒、咖啡、茶、可樂飲料。不食腐壞食品，因為有致癌性。

　　生食除吃芽菜外，還需綠色葉菜，若是癌症病人，至少要六百公克至一公斤的生菜及少量堅果，打成五百至一千CC，一天兩三次，非常有效果。一般人早餐改做這種蔬菜汁，就可以淨化體質。大家以生菜、水果當早餐，就是一天淨化的開始。

　　每天一大早喝小麥草汁或梅子醋和一茶匙糖蜜、十滴蜂膠，加入三百西西冷開水調勻排毒功效非常好。而尿毒症、腎臟不好的病人，一定要生食，不要只寄望洗腎。洗腎的病人更要生食，因為生食會使洗腎時無法洗出的毒素，都能排除出去。

　　生食可恢復血液化學酸鹼平衡，可保存食物中的營養份，特別是維

生素和酵素，食物加溫至攝氏五十度時，其中的酵素即完全被破壞，故腸胃病人尤應生食，以其本身生產消化酵素的機能衰退，必須依賴天然食物中的天然酵素。因此人類自發現火種用於烹飪後，即與疾病結了不解之緣。

維生素Ｅ可抗輻射、抗癌，柏林邁克斯‧布蘭克細胞生理研究所長的華貝格博士，他說：「癌症的主因，是身體正常細胞，氧的呼吸功能，為葡萄糖發酵所取代，以滿足其能源需要。」所以，癌症的治療和預防，實有賴於恢復併維持細胞呼吸功能，維生素Ｅ具有制氧化功能；它與氧氣結合，以防止人體內的不飽和脂肪酸和類脂肪物質免受氧氣的破壞。這些物質包括維生素Ａ、胡蘿蔔素、不飽和脂肪酸以及腦下垂體、副腎腺和性腺等腺體激素。因為維生素Ｅ是種制氧化劑，故大大增加了人體氧氣的利用率，也就是大大減少了氧氣的需要量，這正是維生素Ｅ能夠抗癌的主要原因。

維生素Ｂ，腦部和神經系統的正確功能也有賴於Ｂ群的充份供應，是維持有效消化系統的必要條件，整個Ｂ群有助於健康皮膚、頭髮、眼、口、肝臟，紅血球中攜帶氧氣的血紅素即由幾種維生素Ｂ所控制，缺乏核黃素（B_2）、菸草酸（B_3）和泛酸（B_5）時易生癌症，所以癌症也是一種Ｂ群缺乏症。

食用蔬菜水果時應注意的事項

蔬果為大眾食物，夏日每個人，尤其需要，但注意一些禁忌事

項：

一、不要以為所有的蔬果，都是可以生吃的，要沖洗乾淨，以防生蟲和農藥。澱粉質，如馬鈴薯生吃，則不易消化。

二、不要把有效的部份，也捨棄不食。儘可能地，能想辦法，吃蔬果的全部，除非是難以消化，或有毒害的。蘿蔔的葉子，含鈣比根部多四倍，其他維他命含量都比根多，馬鈴薯的礦物質存在皮裡比根多四倍。芹菜，我們常把葉子去掉，如能利用是很有營養的。吃胡蘿蔔，是以維他命A為主，但皮裡卻含有根部的二十五倍。

三、不要單吃一、二種蔬果太多太久，因為每種蔬果，有每種不同的營養，如果能交換著吃，則較易獲得平衡的營養素。

四、不要待蔬果失去了原有的風味才來吃，所以保持它的新鮮度，就是保持了營養分。

五、不要一味盲目地生吃榨汁，不然未見其益，則先受其害。像生吃胡蘿蔔汁，吸收率不會高的，一經油炸，其吸收率就高三倍。如蕃茄經煮後，茄紅素則易於吸收。

六、不要以為中性洗劑處理，就可以絕對放心食用，仍要清水多洗，以加熱處理或以熱水燙菜之煮法為佳，可去除農藥、細菌又新鮮營養衛生。

七、勿以為冰箱裡取出來的蔬果，就是乾淨的，吃時不妨再加以清洗，尤其是生吃的。

八、不要購買變質、生芽的，像馬鈴薯有芽點生出來的，就不可以食用了。

九、不要把蔬菜切得太細碎，如此較容易氧化，減少養分。

十、不要把打好的果汁放置久了才飲，或切開太久的水果，均易感染細菌，氧化失效。

十一、不要把煮成的湯汁不喝。因為煮的菜湯，營養最好。必要的話，蔬菜儘量用燙的。

十二、不要把切好的蔬果放置在錫或銅器內，烹調用銅鍋更不好，鐵鍋也不及鋼鐵鍋好，因為鋼鐵鍋不易破壞營養素。

生機飲食的蔬菜暗藏毒素蟲害，得熱燙後食用

注重健康素食者，雖不吃素料，以吃生機蔬菜為主，但生機飲食之蔬果，卻暗藏令人不知的毒素與蟲害，不可不知。

有些不肖果農，在栽培生機蔬果過程中，為催促蔬果快速生長，於土壤或水耕菜中加灑一種劇毒化學催生劑，化學名叫「ALIEN」，可縮短成長期為二分之一的時間，達快速播種快速收割之效。大眾常吃的豆芽菜、苜蓿芽菜或一般水耕芽菜，一般培植時間約七天之後方能收成，但菜農卻予浸泡甚毒的催生劑，三天即可收割，蔬菜中毒性最重者應屬豆芽菜，對身體殘害，比農藥蔬菜還毒，千萬不可吃。

其實要辨別有化學毒的水耕蔬菜與健康蔬菜，可從蔬菜之色澤

芽身比較，即可辨識：有毒化之蔬菜色白，芽身粗高；健康蔬菜，則色黃、芽身短細，容易分辨。

　　另從土壤生長出的有機蔬菜，土壤中有些眼睛看不見的昆蟲或微生物菌或糞便，收割時皆附著於蔬菜中，一旦生吃，則這昆蟲、微生菌進入體內，流竄至腦部，而成腦膜炎或胃腸炎，前報紙亦曾有報導此類不幸事件。

　　現在的有機蔬菜絕不可生吃，一定要經滾開熱水浸燙殺菌二十秒後，方可生食，而市售豆芽菜、苜蓿芽菜及任何芽菜，因化學毒素已滲透入內，以熱水浸燙仍無法去除毒素，絕不可食用，除非自己培芽。

杏仁治癌防癌效果奇特

　　一九五一年，美國加州的克萊斯醫生父子，從杏仁中提煉發現了B_{15}及B_{17}，具有一種驚人食療特質：它能夠為身體細胞和組織供應更多氧氣，並增加血液中帶氧量，血液和細胞缺氧是退化性疾病、未老先衰和死亡的主要原因，榮獲諾貝爾獎的貝格博士提出了一項新的癌症成因理論，他認為癌細胞是因組織缺氧造成，也是許多慢性病的主因，B_{15}縱然不能治療癌症，也可預防癌症。

　　蘇俄國家生化研究所希伯特教授重大發現，運動員身體為訓練持久力，杏仁是他們最喜愛的食物，服食杏仁可增加豐富帶氧量，

令肌肉中的乳酸含量減少，並能迅速治癒肌肉外傷的發炎，充份將血氧及營養素帶至受傷部位，使傷口加速癒合。

克萊斯醫生經多年研究發現，癌症患者缺乏兩種營養素：消化蛋白質的胰酵素和維生素B_{17}，胰酵素可以溶解癌細胞的外面保護膜，以利白血球的攻擊吞噬作用，以及B_{17}和其他營養素的滲透和攻擊作用。

天然食物中均含有酵素，但是食物加熱至攝氏五十度時，酵素即全部被破壞，這就是為什麼我們應當「生食」天然食物的道理，因此，我們應當生食植物源蛋白質，以保存胰臟中的酵素，這點對老年人特別重要，因為老年人的胰臟功能衰弱。低蛋白質的食物不會加重胰臟的負擔，兩種良好的食物是鳳梨和木瓜，前者含有天然消化酵素「鳳梨酵素」，後者含有「木瓜酵素」。

世界上最長壽健康的民族是住在喜馬拉雅山南邊的洪札人，他們的一種主食就是杏仁。平均壽命九十至一百歲，與癌及文明病絕緣，實際上，他們的膳食是素食，而是因為他們的主食小米、蕎麥、杏仁等，食物中含有大量B_{17}的緣故，土著的一種主食叫「樹薯」，雖然這是一種低級食品（高醣份、低蛋白），卻極富B_{17}及酵素，因此土著民族也很少患癌症。

總括來說，如果胰酵素或B_{17}缺乏時，身體對致癌物質的免疫能力必被削弱，因此，防癌與治癌的第一要義，即在增加血氧，方法之一即是服食維生素 E 和維生素B_{15}。二者可以增加血氧與組織氧的

有效利用率。癌細胞很難在高氧環境當中生存，胰臟將消化酵素輸入小腸中，小腸很少發育為癌症，而體內大量礦物質會增強酵素功能及氧化作用，因此也加強了清血解毒功能。

B$_{17}$的天然來源

發芽種子與相同未發芽種子相比，前者所含的B$_{17}$可能高達三十倍，例如，綠豆含有相當豐富B$_{17}$，但是為了防癌起見，我們應當多吃綠豆芽（千萬不要服食由化學藥水栽育生長的無根綠豆芽，有致癌性。）根據科學實驗，我們如能每日攝取三百mgB$_{17}$，則有預防癌症效果，可是同時也應改變飲食習慣，膳食中至少有四分之三應為新鮮生蔬果，並且保持良好生活習慣，例如多運動，不抽煙、不喝酒、不吃肉等。四茶匙「純」杏仁粉，即含有三百mgB$_{17}$。

含B$_{17}$的瓜果食品

樹薯、蠶豆發芽種子、綠豆芽、小米芽、葡萄、水草、杏仁、苦杏仁、蘋果子、櫻桃仁、油桃仁、桃仁、梨仁、梅仁、李仁、蕎麥、胡麻仁、小米、紅豆、綠豆、竹筍、野黑莓、雜交草莓、蔓越莓、桑椹、覆盆子、山楂子、南瓜子。這些食物中B$_{17}$的含量豐富。杏仁和苦杏仁則含量最高。

奇異果防癌有道

奇異果，即kiwifruit，很多人以為是紐西蘭特產，其實它的祖籍是中國，原名獼猴桃，一個世紀以前才引進入紐西蘭。今日，奇異果含豐富維生素C。據分析，每一百克新鮮奇異果肉便含有一百至三百毫克(甚至超過四百毫克)維生素C，比蘋果高出二十至八十倍，比柑桔則高五至十倍。難怪《食物抗癌經》將奇異果列為抗癌水果，因為維生素C這種抗氧化物，能有效阻止致癌物質亞硝酸胺在人體內形成。河南科學家曾做過一項實驗：日服九百毫克維生素C，尿中亞硝酸胺含量下降百分之六十。

吸收維他命E

維他命E具有抗氧化的功能，可預防皮膚癌。吸收維他命E，可從植物油、穀類芽、核桃、綠葉蔬菜中攝取。但是要切記，勿過度曝曬在陽光下。

美國國立癌症研究所，確認十一種防癌食品

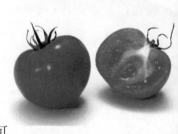

想吃出美麗、吃出健康嗎？美國國立癌症研究所報導，幾種可防癌最佳營養食品，如果正確食用，不但可

以強身健體，還可以預防多種疾病，報導中也建議，白米飯最好少吃為妙。

一、報導指出，蕃茄的茄紅素，可消除自由基，對前列腺癌有預防作用。蕃茄內的茄紅素Lycopene可以大幅減少攝護腺癌的罹患機率。而熱量低、含有豐富鐵質、維他命B的菠菜，不但是減肥聖品，還可以有效預防血管疾病 以及夜盲症。

二、杏仁、核桃等堅果，則有提高良性膽固醇、預防心臟病的功能，不過醫生警告，一定要控制食用量，否則反而有害。大豆至少含五種以上防癌物質。

三、花椰菜對治乳癌、胃癌、直腸癌，是不錯的蔬菜，食用方式，先簡單的燙十五秒鐘，能保有豐富的胡蘿蔔素及維他命C。吃大量芥藍、包心菜，可預防攝護腺癌，深綠色蔬菜，包括甘藍、芹菜、芥菜及蘿蔔，最好生食，顏色越深，防癌越強。

四、廣受減肥人士喜愛的燕麥，富纖維，可減肥，有助降低血壓以及膽固醇。麥芽、麥片可預防結腸、直腸癌。

五、可防止老化的藍莓，因為含有相當高的抗氧化劑，還能預防心臟病及癌症。

六、常飲用綠茶，證實有預防疾病癌症的功能。綠茶含有多酚，具有殺死癌細胞的作用，並能抑制癌組織周圍血管增長。這種植物化學因子，一杯量的抗氧化效果是維他命C的一百倍，多喝綠茶好處多多，利尿、預防腹瀉、降低膽固醇，甚至有預防腸癌、食

道癌、胃癌、肝癌、食道癌的功效,降低心臟病的機率。美國醫學研究報告指出,若每天飲用四杯以上的綠茶,可以降低罹患皮膚癌的危險機率。

七、青花菜富含抗氧化維他命C、β-胡蘿蔔素、麩胺酸及抗癌物質,並富含為金屬元素-鉻,可以提高胰島素功能、降低血糖、避免糖尿病及肥胖。

八、地瓜強過飯,報導指出,中國人的主食白飯,因為可能導致血糖上升,專家建議可以改用地瓜代替。至於薯條,則是會造成肥胖以及心血管疾病,應該少吃為妙!尤其,巴西的白地瓜葉對防治血癌,有奇特的療效。埔里鎮已有多位居民,服用巴西白地瓜葉,確實治癒血癌的例子,本院慈音雜誌曾報導過。

九、有癌症病史或有癌症家族史的人,β-胡蘿蔔素的強效抗氧化力。已證實可以對抗多種的癌症,像是肺癌、攝護腺癌、乳癌等,所以對於曾經有癌症病史,或者容易長瘜肉或囊腫體質的人,最好能每天多吃富含胡蘿蔔素的食物。

十、薑、辣椒、蒜:對胃、腸、肝、肺癌有抑制作用。

十一、日本研究人員研究發現,芝麻中的芝麻素物質,有抑制皮膚癌的作用。

長期攝取高脂肪食品、核能原子放射線、HTLV-I病毒感染、小兒白化症候群、末稍血管擴張性運動失調症等,易患血癌。血癌可吃巴西白地瓜葉,有奇特療效。

新鮮果菜汁排毒禁食療法

　　身體的綜合療法，最重要的一環即是全身消毒。身體罹患癌症的基本原因，乃是抗癌力量的削弱。這是由於新陳代謝器官的功能衰退，導致體內無法排除毒素及自由基氧化物。生食蔬果汁期間應禁食其它食物，其目的乃在恢復器官正常功能及抗力，排除全身累積的毒素，加強身體免疫力與治療能力。最好實行多次短期新鮮蔬果汁解毒禁食療法。一次為期七天，再進食其它米飯麥食物。這是禁食治癌過程非常重要的工作。

　　最好的果汁為甜菜、紅蘿蔔、綠色蔬菜汁、葡萄、檸檬與一切深色果汁。蔬果汁應以等量冷開水稀釋後飲用。即榨即飲，以防氧化。蔬菜汁和水果汁應分餐飲用，以防脹氣。禁食期間與不禁食期間，每日也應大量飲用新鮮「芽草」汁，這種芽草必須自行大量種植，高約一尺，根據科學研究這種芽草含有豐富強力抗癌劑。

健康防癌的長壽菜——海帶

　　海帶是一種生長在海中的深色蔬菜，是當今唯一不受農藥及化學空氣污染的有機植物，口味獨特鮮美，營養非常豐富，尤其對老

年人及體弱者，具有健身除病、延年益壽之功效，素有「長壽菜」的美稱，海帶在中藥學上，稱之為昆布。

海帶營養成分與功效

海帶中含豐富鈣質、蛋白質、脂肪、胡蘿蔔素、維他命C及B_1、菸鹼酸、鈣、鐵、磷、鈷、多糖類、藻膠酸、昆布素、甘露醇、碘元素等，營養相當豐富。

營養專家指出，海帶含有豐富的鈣質，對治療骨質疏鬆症有特殊療效；藻膠酸具有防治血癌、骨頭酸痛症之療效，有止血作用，可減少放射性元素的吸收；海帶內的多糖類物質，則能消化血液中的過量的膽固醇，使膽固醇保持正常含量。

海帶中的藻膠酸能使體內過量的鹽分排出體外，具有降血壓的作用，可預防高血壓，腎臟病。經常適量食用海帶，可令頭髮烏黑、美容養顏、預防肝病、強化肝臟機能、防治心血管病，對腎功能衰竭、腦水腫、腦炎、青光眼、腳氣病、消化不良、排尿不暢等症都有很好的療效。

海帶是碘的倉庫，防治甲狀腺腫大的良藥

海帶中的碘含量極高，被科學家譽為「碘的倉庫」，食用海帶，能供應身體大量的碘，對防治因缺碘而引起的甲狀腺腫大，俗稱「大脖子病」，有良好的療效。其實，早在一千多年前，中國古代

的諸多醫家，就已運用昆布（海帶）治療甲狀腺腫大或腫瘤等多種疾病了。

海帶萃取物，具抗癌療效

海帶常被專家推薦為癌症患者應常食用的蔬菜之一，在當今癌症防治的臨床實驗中，發現食用海帶最多的日本沖繩縣，癌症發病率長久來為日本最低。中醫學家在腫瘤臨床中，常對甲狀腺癌、肺癌、乳房癌、惡性淋巴癌、食道咽喉癌、子宮卵巢癌等患者，給服中藥治療的同時，也食用海帶，對排毒治癌獲得相當好的療效。

醫學研究試驗發表，罹癌小白鼠餵食海帶較長壽，未食者就夭亡。因海帶的甘露醇具強力的抗癌作用。現在英、日的科學家，從海帶中提鍊出珍貴的抗癌藥物。因此，海帶在日本已成為最受歡迎的食品。常食海帶是日本人較長壽的另一原因。

日本寶酒株式會社生物研究所的研究人員，經過十年努力，已經證實海帶中有一種名叫「U-岩藻多糖」的物質，能夠誘導癌細胞「自殺」，且不會影響正常細胞。U-岩藻多糖是由多種單糖排列而成的高分子多糖，能把癌細胞趕入絕境。

海帶性寒，故脾胃虛寒，大便稠不實，及有冷痰涎沫者不宜服用。如要食用，則須配入薑、椒等辛熱之品，以中和其寒涼之性。而《食療本草》則云：「海帶下氣，久服瘦人。」《醫學入門》云：「妊娠亦不可服。」

海帶的煮法

海帶的吃法很多種，炒、燉、蒸、煮、涼拌均可，與豆類、白菜、蘿蔔、土豆等混食，也很適合老年人的胃口。一般認為海帶與豆腐同煮，營養全面，味道鮮美。不少人不懂海帶煮的方法，往往先用水泡開，再去燉煮，結果不易煮爛。

正確方法是先把海帶打開，乾蒸三十分鐘，放入水中浸泡五、六個小時，中間換兩三次水。海帶會變得又脆又嫩，能做出味道鮮美可口的湯菜，也可使海帶中含量較多有害物質砷，通過水的溶解除去；也不會因為浸泡時間過長，使海帶中的營養物質流失太多，而降低營養價值。

神奇的發現，
巴西白地瓜葉可防治血癌

曾任省立台中醫院外科主任楊天和醫師，生前醉心於漢藥材研究，經常閱讀古代醫學書籍。工作之餘，常赴郊區荒山採集藥材，研究成份及療效。其長子楊士文畢業於台大農學院，前往巴西攻讀碩士，楊天和到巴西探望兒子，基於對藥材的敏銳觀察力，發現此地有一種「白地瓜」對止血的醫療效果特佳，引發研究的興趣。

　　民國六十二年，楊天和應聘日本高知縣擔任醫師，他帶了巴西的白地瓜在附近農地種植，第一次收成，送給宿毛市長中西，說明有止血特效，該市農林課長受市長之命，推廣種植「巴西白地瓜」。經居民服用證實，果然有止血特效，於是大力推廣種植，楊天和以日本人的醫療記錄，整理出「白地瓜」的報告，引起日本各界重視，日本電視台ＮＨＫ曾作連續性報導，轟動日本全國各界。

　　楊天和以日本人試食「巴西白地瓜」治療各種疾病，發現對止血、肺癌、腎癌、白血病、血小板不足、糖尿病等，均有醫療效果，楊天和為確實「巴西白地瓜」的成份及療效，通知他在巴西學農的兒子楊士文，以科學記錄方法研究白血球過多病人食用白地瓜，其過程及療效。

　　楊士文獲美國佛州大蔬菜園藝博士學位，並於巴西大學任教，楊士文開始記錄白血病人食療「巴西白地瓜」，其中有六位白血球及三位肺癌病人，食用結果非常良好，主治醫師驚訝不已。

　　楊士文將食療白地瓜記錄及病患的Ｘ光片，寄往佛羅里達大學及美國密西根大學，密大要求空運一百公斤「巴西白地瓜」給美國密西根大學醫學院作醫學研究，並對六位美籍白血病患者，作六個月的試食。該醫學院報告說：「巴西白地瓜」對病人白血球數目有正常化之效，鼓勵作化學及放射性醫療的病人同時食用白地瓜。

　　密西根大學選定淋巴性白血病小孩作研究，發現白地瓜對癌細胞有抑制的作用，對新生成的白血球數有正常的效用，如果病人的

問題只是白血球的數目及各種細胞的異常，在新陳代謝的過程中，一、二個月就能把白血球正常化，如病人骨髓有癌細胞增殖時，這些細胞必須用化學藥品或放射線把它殺死，治療中同時食用白地瓜，把白血球快速正常化，因在劇烈的化學或放射性治療中，血球的正常化是病人脫險很重要的因素。

神奇的巴西白地瓜（葉）

巴西西蒙一號白地瓜葉，外觀是深綠色，從根至葉面及葉背皆有微細的纖毛，葉背是紫色的葉脈，有別於一般地瓜葉。

它含有豐富的高單位維他命K群，具有止血之特效外，也有解毒、利尿、抗癌、抗炎效果、促進免疫、降血壓及各種出血性疾病之治療等。例如：治療白血球症（血癌）、肺癌、腎癌、乳癌、糖尿病、貧血（造血障礙症）、高低血壓症、動脈硬化、風濕關節炎、胃腸潰瘍出血、肝臟病、血小板減少症（如皮下出血、鼻出血、眼底出血）、齒槽膿漏、便秘、手術後出血、婦女生產前後、各種出血症、癌症治療與預防等，都創下了不少療效的病例。

巴西西蒙一號白地瓜（葉）食用方法如下：

一、將葉子打成汁或地瓜打成泥漿，加半碗冷開水，做成200至250cc份量，不可用熱開水或煮沸食用，以免破壞維他命。

二、每天食用三次，餐前（空腹）食用，三十分鐘後才進食。

三、除糖尿病外,可酌加蜂蜜、果汁、養樂多,但不可加白糖、冰糖,以免破壞維他命。

四、每次食用,至少以十天為一期,原則以連續食用三十天為宜,較嚴重者,以食用二個月為妥,持續六個月對免疫功能有所改善。

五、白地瓜及白地瓜葉含有豐富之高單位維他命K群,食用無副作用。

(因各人體質不同,是否適合食用,請教醫師。本文由曾患血癌,食用巴西白地瓜而痊癒的埔里鎮林香蘭老師所提供,並刊載於《慈音雜誌》,獲得很大的迴響)

果皮菜葉,
是蔬果中最有營養的部份,不可拋棄

蘿蔔葉含非常豐富的維他命A、B、C及礦物質,不要把寶物當廢物拋棄

蘿蔔的葉子含驚人的營養素,現在只有農村裡貧苦人家把蘿蔔葉當菜吃,許多人把蘿蔔葉子拋棄,實在是暴殄天物。鰻魚及肝含

的維他命 A 豐富，但是蘿蔔葉所含的維他命 A 則是鰻魚及肝的三倍。有夜盲症的人，可多吃俯拾即有的蘿蔔葉子。

蘿蔔葉所含的維他命B_1，比含量豐富的豆豉還多六成。所含的維他命B_2，卻是牛乳的二倍。柚子含最多維他命 C，而蘿蔔葉所含的維他命 C，是為柚子的二倍半。蘿蔔它的葉子常被人看不起，其實葉子不但維他命高於蘿蔔若干倍，就是熱量及礦物質也高於蘿蔔若干倍。

蘿蔔葉用鹽醃漬了吃，各種維他命要起變化，大致是 A 要減少十分之一，而B_1卻增加十倍。此外可以用油炒或做菜飯吃，吃乾蘿蔔葉風味也頗佳。這是極不值錢而又極多的珍貴食物，希望大家不要把寶物當廢物拋棄。

蘿蔔中所含的木質素可預防癌症、白喉、腦膜炎流感

以前農村有句俗諺：「蘿蔔上街，醫師走開」，鄉下北方冬天也有生食蘿蔔可以預防煤氣中毒的習俗。蘿蔔中所含的木質素，可使體內巨噬細胞的活力提高數倍，能將癌細胞吞掉。我們所吃的食物和藥物中多含有胺，這種胺在人體中與亞硝酸酶結合，形成一種很強的致癌物質亞硝胺。蘿蔔中含有一種酶，能分解亞硝胺，是亞硝胺的天敵。又在傳染病流行的季節，生吃蘿蔔能預防白喉、腦膜炎流感等。民間亦流傳有「冬吃蘿蔔，夏吃薑，不勞醫師開藥方。」其實，在中醫本草藥物中，多數植物同時是食物，所以素食的重要

性，是不容忽視的。

果皮荣葉，是蔬果中最有營養的部份，往往都被人捨棄不食

我們日常所吃的蔬菜，假如所吃的部份恰是有營養的部份，那就沒有問題；但是事實上最有效的部份，往往被我們捨棄不食。前面所說的蘿蔔葉就是一例，就馬鈴薯也是如此，皮所含的礦物質，為其內身的四倍，可是現在有幾家吃馬鈴薯不削皮呢？又馬鈴薯的維他命C，極大部份都在皮內。

芹菜的綠色葉子，我們通常不吃，其葉子所含的胡蘿蔔素（在體內可轉變為維他命A）、維他命B_1、B_2、C及鈣等礦物質，遠較白色白莖為多。胡蘿蔔的葉子內含有維他命與礦物質也極豐富，特別是維他命A，為青椒等的十五倍至廿倍，我們只曉得胡蘿蔔的營養好，卻少有人知道吃它的葉子。

我們一向的蔬菜吃法，多是誤把菁華部份拋棄了；若要不放過菁華，以吃全體為最理想，即是從葉到根都不放棄，就有很多可以變為營養豐富的美味食品。

勿食五辛之物，多食令人生病昏沉

佛曰：五辛之物，熟食發淫，生啖增恚，諸餓鬼等，舐其唇吻，常與鬼住，福德日銷。

《楞嚴經》卷八云：「是諸眾生，求三摩提，當斷世間五種辛菜。是五種辛，熟食發淫，生啖增恚，如是世界，食辛之人，縱能宣說，十二部經，十方天仙，嫌其臭穢，咸皆遠離。諸餓鬼等，因彼食次，舐其唇吻，常與鬼住，福德日銷，長無利益。」

「是食辛人，修三摩地，菩薩天仙，十方善神，不來守護，大力魔王，得其方便，現作佛身，來為說法，非毀禁戒，讚淫怒癡，命終自為，魔王眷屬，受魔福盡，墮無間獄。阿難！修菩提者，永斷五辛。」

《涅槃經》云：「食蔥韭蒜薤，亦皆如是，當生苦處，穢污不淨，能障聖道，亦障世間人天淨處，何況諸佛淨土果報。」

《又五辛報應經》云：「七眾等不得食肉葷辛，讀誦經論得罪，有病開緣，得在伽藍外白衣家服，已滿四十九日，香湯澡浴竟，然後許讀誦經論不犯。」

《梵網經》云：「若佛子！不得食五辛：蒜、蔥、韭、薤、芥末，是五種一切食中不得食，若故食者，犯輕垢罪。」

《楞伽經》云：「酒肉蔥韭蒜，悉為聖道障。」本草拾遺謂：

「葷辛臭味葫蒜之類，損性戕命，熟食發淫，下部如火。」

《雜阿含經》云：「食五辛之人，觸穢三寶，死墮屎糞地獄，出作野狐豬狗，若得人身，其體腥臭。」

五辛之臭，因含二硫化丙烯等黃色之臭油質，有特殊之滲透臭，食之刺激心、腦、眼目、胃、腸、脾、腎、肺、肝、分泌器官、生殖器官、腸胃等，令人增恚發淫，昏腦刺眼，口氣、汗液、屎尿、痰等均發極臭之氣。辛薰心腦，令人不淨，昏濁善忘，是障道之食物，故應禁食。

以上各種均含有極臭之辛辣氣味。均同一百合科植物，故蔥、蒜、薤、韭之學名均用Allium字，即為丙烯基，有催淫增慾之作用，而每一類之蔥、蒜均有此化學物質，所以五辛同臭，均增慾欲。又普通之加里粉Garlic，即大蒜研作粉，含有二硫化丙烯深黃色之蒜臭。實為蒜粉，故不應食。

英美俗稱，食蒜者為卑賤人Garlic-eater，蓋人厭惡其臭葷之氣也。是故修淨行者，不應食葷臭之物。若食之則聖賢天龍八部護法善神均遠離之，因人中臭氣上薰於空四十萬里，諸天清淨無不厭之。若服葷臭、更加遠離，難作護祐相扶，故能障道也。

醫生們認為蒜與蔥能增加胃酸，由於過多的酸，是造成胃潰瘍及許多疾病的主要根源，所以食用蔥和蒜都有損健康。根據瑜珈，蔥、蒜的刺激性，使眼睛充滿淚水和流鼻涕，嚴重地擾亂了心靈而不容易靜坐，同時很難達到靈性更高的開悟境界。

中醫研究報告，多食五辛，令人生病昏沉，傷神又傷目，合蜜食殺人

據中國的草藥學：「大蒜，辛溫、有毒，久食損人目。」陶弘景曰：「五辛最臭，不可食，損性伐命，莫此之甚。」時珍曰：「久食傷肝損眼，今人嗜蒜宿炕，故盲瞽最多。」震亨曰：「大蒜屬火，傷氣之禍，積久自見，養生者忘之。」頌曰：「多食傷肺、脾、肝膽，生痰助火昏神。」思邈曰：「四月八日食葫（胡椒），傷神令人喘悸，口沫多痰，多食生葫，行房傷肝氣，令人面無色。生葫含青魚酢食，令人腹內生瘡、腸中腫、又感疝，發黃疾，合蜜食殺人，凡服一切不可食之。」

蔥多食昏人神，蔥宜冬月食，不可過多，損鬚髮，使人虛氣上沖，五臟閉絕。正月食生蔥，令人面上起遊風，生蔥同蜜食，作下痢，燒蔥合蜜食，壅氣殺人。胡蔥久食傷神、損性、令人多忘、損目明、絕血脈、發痼疾。韭菜多食則能昏神暗目，酒後尤忌。

歐洲人亦早知蔥、蒜的害處，他們相信這類食物會吸收毒氣。歐洲有一清除屋內不好氣氛的古老方法，就是在屋子四週放置大蒜，隔夜取出燒掉。有些人得知有不受歡迎的客人來訪時，就預先將洋蔥置於插花瓶內，等客人一離開後就取出燒掉。

佛曰：出家修行人，不宜食胡麻

　　胡麻，原產於東印度，因含多量脂肪又稱油麻，胡麻子易生幼蟲，壓榨取油時，則必殺傷無數幼蟲，為修行淨業者所禁食，胡麻含多量維生素E，故稱維生素E為胡麻素，此胡麻素令性腺激素增強，有催生殖慾之力，因含多量催慾素，有壓油殺生之過及增長淫慾之患，故為修行者所禁食。佛於楞伽經云：「若佛子常離麻油」，佛教弟子常離麻油，實懷無量慈悲之心。

　　（昔日佛於菩提樹下，日食一麻一麥，非胡麻，乃麻豆，即豌豆也。）

癌症與飲食的因果關係

各種癌症的因果與食療物

　　肺癌：長期吸菸或於廚房煮菜，是罹患肺癌的元兇。攝取過量膽固醇及過熱食用油也是罹患肺癌的因素。可多吃含β胡蘿蔔素及維生素A的食物，如胡蘿蔔、南瓜等。

　　肝癌：營養不良、黃麴毒素、吸菸、喝酒、B型肝炎等都是易造成肝癌的原因。可多吃含硒、纖維素、含硫化合物的食物，如海帶、洋蔥等。

　　胃癌：長期酗酒、不良飲食習慣、調味濃、醃漬、煙燻、油炸

食物，鹽份及酸辣冰冷可樂刺激食物攝取過多，其亞硝酸鹽、動物油脂等會增加致癌機會，應多食維他命Ａ、Ｃ、多醣體、蔬果、深綠色蔬菜，如番石榴、高麗菜、香菇等。

乳癌：脂肪、肉類、飽和油脂、膽固醇等攝取太高、常服避孕藥或肥胖者閉經後都易得此病。可多吃含纖維素、抗氧化、維生素Ｃ的食物，如花椰菜、小麥等。

口腔癌：長期酗酒、吸菸、吃檳榔，及食過熱食品刺激有關，多攝食維生素Ａ及茄紅素則有保護作用，如木瓜等。

攝護腺癌：喜食多鹽食物或香辣料，少蔬果，常食飽合動物性脂肪、肉食、奶製品的男性或從事染料工作及性生活過於活躍者，可吃含茄紅素食物，如蕃茄等。

鼻咽癌：慢性鼻炎不治、吸菸、食亞硝酸鹽過多、空氣極度污染，會使致癌率提高，蛋白質則可減少癌症的發生。可多食含維生素Ａ、Ｃ、β胡蘿蔔素的食物，如紅薯等。

食道癌：喜喝酒、吸菸、喜好熱飲、醃漬、發霉的食品等，會增加癌症的發生。多補充含鐵、維生素Ａ、Ｃ的食物，如奇異果、菠菜等。

結腸、直腸癌：喜高脂肪的飲食習慣、油脂、肉類、膽固醇太高、纖維質太少是其成因，因油脂會刺激膽汁大量分泌，膽液被腸道細菌分解因而產生致癌物。可多食含纖維素，花青素、抗氧化物質，如銀耳、青花菜等。

子宮頸癌：攝取過多脂肪、肉類、肥胖、性生活早、多位性伴侶、性衛生不佳、懷孕墮胎生產次數多的人等會增加致癌率，纖維素及維生素則有抑制作用應多食用，如深綠色蔬菜及水果等。

卵巢癌：長期喝酒、抽煙、喝咖啡、過度攝取動物及飽和性脂肪者易患，多攝取新鮮蔬果則有保護效果。

膽囊癌：吸菸、過度肥胖、總攝取熱量過高、醣類攝取過多及嗜食高脂低纖食物的人也較有傾向罹患膽囊癌，多食蔬果可降低罹患率。

胰臟癌：脂肪、糖、咖啡、酒或吃太多的肉類皆會增加癌症的發生，另外，患糖尿病的婦女也易得此病，應多吃蔬菜，如韭菜、大蒜等。

膀胱癌及尿道癌：抽煙過多、常吃油炸食物、攝取過多的工業產物及人工色素糖精有關，多補充水分、蔬果外，不吃含防腐劑及化學物質成分的加工產品。可多食含酚類、抗氧化物質，如葡萄、萵苣等。

皮膚癌：長期的紫外線照射、接觸化學致癌物質，如殺蟲劑、瀝青等，及皮膚的老化都是增加皮膚癌發生的因素。建議可多吃含豐富維生素A、維生素C、維生素E的食物，如：蛋鮮奶、橘子、蕃茄、胡蘿蔔等。

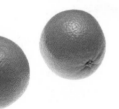

腎癌：長期攝取高脂肪、高蛋白等食品、抽煙過多。

飲食中過多的脂肪和熱量易導致乳癌、大腸癌、攝護腺癌、膽囊癌和子宮內膜癌，纖維質攝取不足亦可能發生大腸結腸癌。抽菸又喝酒的人罹患口腔癌、咽喉癌和食道癌的機率會較高，某些食品添加物如防腐劑、抗氧化劑與保色劑等也與癌症的發生有關。

另外，食品儲存不當、受黴菌污染時會產生致癌毒素（如黃麴毒素）。食物烹調過程中，煙燻和燒烤會產生致癌性的多環芳香族碳氫化合物，燒焦食物中的蛋白質易變性而致癌。炒菜用油在高溫及重複使用下，會有致癌的碳氫化合物生成。食用過多鹽醃、醃浸的食品也會增加食道癌、胃癌的發生率。

癌症的元兇──食鹽

超級市場中的食物，若不含糖，必含有食鹽，麵包、速食麵、牛油、乾酪、香腸、火腿、臘肉、鹹魚、冰淇淋、啤酒、阿司匹靈都含有食鹽。

在癌症病人的血液中，碳酸鈉太多，以致紅血球無法攜帶足夠的二氧化碳到肺部，交換足夠的氧，以供應身體細胞之需，細胞得不到氧，則藉醣發酵方式來取得能源，這是腫瘤生成的前奏。

當身體抵抗力低，而血鈉的數量高時，紅血球會大量死亡，紅血球死亡後，在血液中就變成毒素，這時，白血球試圖發揮它們天賦的「殺菌功能」，吞噬紅血球的死屍，刺激了白血球的過度生成，

因而導致「白血球過多症」。

乳癌生成過程

　　婦女患乳癌的情形很普遍，這是因為乳房沒有循環迅速的大動脈；同時，乳房有許多循環緩慢的小血管，另外還有許多淋巴腺，胸罩過緊、龐大下垂的乳房，都增加了血液循環的困難。婦女不管是否成孕，總有少量乳汁自乳管流至乳頭，人乳是細菌繁殖的最佳培養液。因此，乳頭若不保持清潔，乳頭細菌可能進入乳房，侵犯一條輸乳管，造成發炎現象，形成一個腫塊。

錯誤的飲食習慣

　　食物是由七種要素組成：碳水化合物，蛋白質、脂肪、纖維素、維生素、礦物質和水。現代的人對前三者吸收的過多，而對後四者的吸收又嫌太少，所以大多患了營養不良症和慢性病。便秘是普遍的文明病。

　　國人有百分之九十都患了便秘。便秘不但是造成風濕關節炎的直接原因，也是引起其他疾病。例如，大腸癌的重要生理因素，食物進入口中後，應在十五個小時內排出，每兩三日方排便一次的人則患嚴重便秘。便秘的原因可歸納為下列五種：每日飲水量不足、錯誤的飲食方式、運動量不夠、錯過自然排便時間、精神緊張。

　　身體雖然不斷在製造有毒廢物，只有水能夠溶解這些廢物，由

腎臟、大腸、皮膚、肺臟，排出體外。我們每日所喝的咖啡、茶、可樂、牛奶、湯等都不是身體所需要的水。成年人每日需要喝五至八大杯清水，方能使大便柔軟，易於排泄。

纖維素只存在於水果、蔬菜與穀類中。它本身不被消化，也不被吸收。它的功能是吸收大量水份，使大便蓬鬆，幫助大腸蠕動，以利排便。如果少食蔬果，定會造成便秘。運動可以促進大腸蠕動，以利排便。戶內工作者勞動量不足，又無適當運動，自會使便秘情況更形惡化。

人經常緊張壓力過重，就會引起神經和肌肉失常。大腸的肌肉如果緊張，縮放不順，就減少大腸的蠕動效果，引起便秘。治療便秘，絕不可服用緩瀉劑和瀉藥，因為二者都有不良副作用，如果服用瀉藥治療便秘，結果是愈治愈糟，每況愈下。

治本的辦法，是多喝清水，兩餐之間，可食水果，停食一切精製食品，包括白米、白麵及其製品在內，以糙米及全麥麵包代替白米、白麵；定時排便，適度運動；放鬆身心，便秘唯一無害的治標辦法，則是清水灌腸。每日早晚各以溫鹽水灌腸一次，直到恢復正常排便為止。

食物的污染嚴重

請到超級市場中瀏覽食品架上，所陳列的各種食品蔬果，看看有幾種食品沒有加入化學劑、色素、防腐劑、農藥等致癌物，實在

很少。我們吃的蔬菜、水果、茶葉中留有過多的農藥及殺蟲劑殘餘物，小麥、稻米含有鎘汙染；台灣農作物使用農藥嚴重過量，農委會統計報告，台灣國人平均一人服用約五公斤農藥，令人驚嚇。

今統計列舉下列含致癌物食物，供眾參考，著實令人膽顫心驚：

我們吃的肉類中含有致癌性的硝酸鹽及亞硝酸鹽。

我們吃的海鮮、魚、蝦中含有水銀。

進口的蘋果含有砒霜和石臘。

各種飲料及可樂中，含有色素和致癌物的糖精。

奶粉中加有化學即溶劑及防腐劑；麵粉被精製和化學物漂白。

食用油被氫化，含血管病的脂肪酸過高。

自來水含有「氟」致癌物，瓶裝礦泉水半數含有過量病菌。

化妝品、藥品、食品中含有高度致癌的人工色素。

蓮子、薏仁、木耳、魚翅、魚肚用雙氧水漂白過。

部份中藥材含有汞過高成份，所有中藥都含有氧化硫。

市售豬肉部份塗紅色素；部份的肉鬆用死豬肉製作的。

醬油、醬料、辣椒醬、沙茶醬等，含防腐劑、鈉過多。

石斑魚、鰻魚、吳郭魚含氯過多；活跳魚吃興奮劑。

雞肉、鴨肉用雙氧水漂白防腐，鹽酥雞用回鍋油炸，雞蛋黃含有致癌色素。

麵線、麵條含防腐劑、福馬林、鈉過多。

部份臭豆腐用爛菜葉或化學藥劑泡製後再油炸，具多種毒素。

金針用硫磺薰製，含過量氧化硫；太白粉作芶芡用，無營養有毒。

牛排、魚排含嚴重致癌物的嫩精；燒仙草含致癌物的嫩精與硼砂。

炭烤的玉米有毒不能吃，薯條經油炸後，含有化學金屬毒素。

我們使用有毒的鋁製炊具鍋鼎。

化妝品、肥皂、除臭劑、芳香劑，含致腦癌的六氯化苯。

塑膠製杯、盤、碗、筷含有戴奧辛毒；免洗竹筷子，含過量二氧化硫。

穀類、豆類、玉米等貯存在濕熱環境中易滋黴菌，產生黃麴毒素，引起肝癌。

煙燻、燒烤過程中，肉類油脂滴炭中，在高溫下裂解與炭火作用成毒性強的致癌物(環多芳烴)隨煙燻揮發，會回到食物中，高溫烹調使蛋白質分解，產生胺類衍生物而致癌。

醃製品如香腸、火腿、熱狗含高量硼砂、硝酸鹽，如在食物加工過程添加過量，會在胃液中與肉類、蔬菜、甜菜中的胺類作用合成亞硝胺類，是高度致癌物。

酵素為防癌抗病效果最佳的營養素

何謂酵素

在營養學上，酵素是每個活細胞在生化過程中所需的主要元素，可活絡細胞，令細胞產生能量，如果沒有酵素，細胞將失去動力，生命即刻消逝。

人在呼吸時，氧氣和二氧化碳的交換需要酵素；身體對溫度改變的適應需要酵素；肌肉的緊縮、尿液的排泄、食物的消化與吸收、神經系統的運作需要酵素，酵素的多寡可決定生命的長短與身體的健康。

如果沒有酵素，人體不過是一堆沒有生命的廢物而已，而身體的各種元素蛋白質、維他命、礦物質和水份，只有在酵素使身體發生新陳代謝作用後，人體才有啟動生命作用。人必需仰賴均衡的營養維持身體的健康，卻不懂所有的營養素，必需靠「酵素」觸媒轉換才能變成身體所需的營養素。

美國自然療法亨伯特·聖提諾博士說：「人體像燈泡，酵素像電流。唯有通電後的燈泡才會亮，沒有了電，我們有的只是一個不會亮的燈泡而已。」又如人體像一輛車子，無酵素這

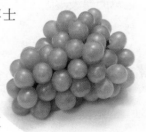

個電氣，則無法發動車子，即成為廢棄的車輛，可見酵素是身體的主要動力。

酵素的重大功能

酵素可分解澱粉成為葡萄糖，分解蛋白質成為胺基酸，分解脂肪成為脂肪酸，這些養分才能被細胞吸收利用。此三大營養素葡萄糖、胺基酸、脂肪酸需仰賴酵素導引才可以與維生素、礦物質等微量元素結合，而製造出我們的血液、皮肉 毛髮、骨骼、內臟、內分泌等。

每種酵素各司其職，共同維持人體各種機能的正常運作，舉凡肌肉的運動、神經傳導、心跳、呼吸、思考、消化食物、解毒、消炎、抗菌等功能，均需酵素來催動，使生物能延續生命。若無酵素，就沒有生命。

酵素也協助結腸、腎、肺、皮膚等排出毒素。分解有毒的過氧化氫，並將氧氣釋放出來。由於酵素的作用，使鐵質集中於血液，酵素也幫助血液凝固，以停止流血。酵素也促進氧化作用，保護血液，製造能量。

酵素治病強身的功能：

一、體內環保功能——可使體內血液呈弱鹼性，清除體內廢物、強化細胞、促進消化、加強抵抗力。

二、細胞再生功能——能促進細胞新陳代謝，增強體力，促使細胞新生。若體內缺乏酵素，又食用過量煮過的食物，破壞酵素，食物由於沒有酵素存在，人的壽命就會縮短。身體會衰弱。

三、消炎功能——酵素搬運白血球，使白血球功能良好，供給細胞消炎力量。使受傷部位迅速復原。

四、抗菌功能——酵素可以促使白血球殺死細菌，促進細胞再生的功能。

五、分解毒素功能——可清除血管中聚積的廢物，分解病毒，可幫助消化，吸收食物。

六、淨化血液功能——酵素可將血液中的廢物排出體外，分解造成酸性血液的膽固醇，使血液呈現弱鹼性，永保血液循環暢通。

七、促進新陳代謝功能——酵素在作用上分為「轉移酵素」及「消化酵素」兩大類。轉移酵素在人體內便多達一千多種，專司轉移催化各細胞所需之各種養分，進而供給細胞之吸收（新陳），而消化酵素則主司消化整腸及消除排泄廢料的作用（代謝），因此若沒有酵素，不管攝食多麼營養的食物或有多麼特效的藥物亦形同廢物。

平時除了炊煮會破壞酵素，喝酒、抽煙、吸毒、喝咖啡及可樂飲料，常吃魚、肉、蝦，呼吸汙染的空氣，喝不淨的水，都會增加酵素的消耗。

酵素供應短缺，會使免疫系統衰弱，會使我們成為各種病害的攻擊對象，諸如癌症、心臟病、風濕病、糖尿病、肥胖症、愛滋病、過敏症和其它許多的衰敗症。

　　病理學家在驗屍時，發現屍體的胰臟內部有很大的差別，死於癌症，糖尿病、肝病與其他虛弱病的人，他們胰臟內的酵素比正常情形下死亡的人要少很多。

　　染病的細胞，特別是癌症細胞，會搶奪身體的營養，阻止酵素的繁殖，因此癌症病的屍體，只含有很低的酵素，實驗室的分析證實這項理論。我們如何保持酵素的供應呢？我們需要學習每天食用未煮過的食物，所有生鮮的食物都含有酵素，煮過的食物則無任何的酵素。

長期吃魚吃肉會消耗體內大量酵素

　　豬、牛、羊、雞、鴨是地上的垃圾物，食用這這些肉食，會使人體耗費大量的酵素。酵素先把豬肉消毒後、胃腸才能加以吸收，豬肉在胃與小腸內需要額外的酵素去消化和吸收它，人缺少酵素，沒有足夠的力量去消化豬肉，豬肉就存留在我們的內臟，慢慢地腐化，形成致癌物，最後變成癌症。

　　蝦、魚、牡蠣、蛤是海裡的垃圾物，食用後會消耗體內酵素。如能不食這些魚肉，就會活得更長久健康活力，減少死於癌症的危險。美名醫尼波醫師（Dr. Nieper）治療癌症病人的方法是蔬菜與

酵素，他很少用藥品，絕對不用化學治療或放射線治療。

現在的食物，經化學的製造包裝過程，存留微少維他命和礦物質。以前菠菜含豐富維他命Ａ，白菜含有很多維他命Ｃ，胡蘿蔔含大量礦物質。營養學家用測量儀器測量，現在的蔬菜含量大大的降低。在一九八五年，美國費利狄克遜大學做過試驗，測量穀類的蛋白質成份。發現穀類蛋白質含量由一九四五年的百分之十七降至一九九五年的百分之五，引起農業當局對農耕方法的爭議。

獲得體外酵素的兩大途徑：多生食綠色蔬菜、水果

現代人的飲食缺乏活酵素，就無法消化與吸收食物中的營養，自然就無法享有健康的身體，就不能抵抗癌症。聰明的人會注意日常的飲食，不吃無酵素的食物。所以，新鮮的水果與蔬菜，是日常不可或缺的飲食，而大麥草、蜂膠、蜂蜜、各種芽菜、木瓜、鳳梨、蘋果、酪梨是一種活的健康食物，充滿了豐富的活酵素，活化了身體與生命。

在超級市場出售的食物，有百分之七十以上是經過人工處理或精製，因此已失去酵素。沒有酵素不可能消化食物。只有活酵素才能被身體運用。只有生鮮無煮過的食物才有活酵素。沒有酵素，身體的器官、組織和細胞無法成長與修護。酵素可以決定生命的長短與生活品質的好壞。酵素一缺乏，會增加患病的機率。吃魚肉、喝酒、抽煙、吸毒、喝咖啡、可樂飲料等，會迅速消耗體內的酵素，

會縮短壽命。體內的酵素有一定的限量,得每天不斷地食用生鮮未煮過的食物,才能補充酵素。

酵素最重要的功能是消除體內的毒素,幫助清除人體由空氣、飲水和食物中吸取會引起癌症的各種化學毒素。所有化學的實驗和環境的污染物都有造成癌症的能力;百分之七十的致癌物是石油溶解的硝基化合物。酵素對化解這些硝基化合物特別有效。如果你經常接觸廢氣、工業用化學品、農藥、殺蟲劑或其它化學物,最好每天服用麥草汁、蜂膠、蜂蜜、芽菜、鳳梨、木瓜、蘋果、香蕉、芒果、酪梨等酵素含量高的食物。

我們每天必須吃新鮮未煮過的食物,為減輕體內酵素的負擔,得多生吃新鮮果菜食物。不僅可直接提供酵素給身體利用,也能抑制身體分泌消化熟食所需的酵素。還可提高體內在必要時供應酵素的能力。

酵素可促進新陳代謝,防治各種疾病

酵素是一種很特殊的複雜性蛋白質,擔任新陳代謝最重要的媒介體,體內若沒有酵素,就不會有化學變化,也無法有新陳代謝作用,當然就沒有生命。在化學變化過程中,部份酵素是會損耗的,除了部份由人體自己製造補充外,大部份的酵素還是要靠平時在食物中不斷的補充攝取,才能使體內酵素維持平衡狀態,如果補充不足,便會發生新陳代謝障礙,會產生各種嚴重的疾病,而威脅到健

康。

　所以，想要保持健康的身體，不再是用什麼藥治什麼病，而是要尋求用什麼方法使體內新陳代謝作用正常運行，各種疾病自然消失於無形，除補充酵素外，別無選擇了。

酵素為防癌治病效果最佳的營養素

　若要消化一塊肉，則需放在濃厚的酸內熬煮一天方可完成，但在人體內酵素只需二、三小時即可消化。酵素不但是分解物質，也能製造新的物質，有的酵素是擔任氧化、燃燒的工作，有的酵素是擔任消化、吸收的工作，這些酵素對於一小片食物也會產生一連串的化學反應，製造各器官所需要的營養素，所以酵素的功能是神奇不可思議的。

　食物中缺乏酵素，容易使消化器官工作過度，胃腸消化食物時，所需的大量能量，有賴於體內其它器官的支援，許多人常在吃了一頓大餐後，便覺得想睡或有倦怠感，便是這種原因，當人體優先將體內酵素用於消化器官時，會從免疫系統中奪取酵素，而減弱了免疫力，導致許多退化性疾病或癌症的產生。

　科學家發現，體內白血球會有殺菌功能，或肝臟及排毒器官之所以會具有排毒作用，也是靠酵素來達成的，酵素不足，營養吸收會受影響，吃的藥品也會失效，體內排毒的功能失調。

　生食或補充天然酵素，會使體內機能大大提升，酵素可幫助內

分泌系統正常，而熟食導致內分泌失調，內分泌需微量元素、維生素維持正常運作，甲狀腺要碘，腎上腺要維生素C，過度熟食，沒有酵素、維生素，無法供給營養素，致罹患各種病症，若酵素足夠，則內分泌正常，疾病就自然消除。

現在人活在有毒的環境中，最簡單排毒的方法，就是補充酵素，體內酵素多，排毒越強，排毒過程中，血管被淨化，內分泌運作平衡順暢，不致過度疲勞，因器官組織被淨化，往往短時間內，癌症者會得到很大的改善，身體會感覺舒暢無比。

缺乏酵素，身體易於老化敗壞，酵素愈多，就愈健康長壽

酵素愈缺乏，人就愈易老化敗壞；反之，酵素貯存愈多，人就愈長壽健康，為什麼會缺乏酵素呢？一是長久偏食酸性或鹼性食品，造成酸鹼度不平衡；一是食用煮過的食物，造成酵素流失。酵素最怕高溫，食物溫度超過五〇℃，則酵素大部份被破壞掉，已不含任何酵素。

人體內的酵素貯存量和能量成正比。年齡遞增，酵素會慢慢減少，減到無法滿足新陳代謝的需要時，人就會死亡。當體內酵素作用衰弱或減少，就會有各種症狀出現。年輕人體內的酵素是老人的三十倍，所以年輕人酵素多，抵抗力則強，老年人酵素少，抵抗力則弱，就自然出現很多症狀，老人關節痛最大原因，就是酵素不夠，導致尿酸侵入骨髓內，若能補充酵素，關節痛立即獲得改善。

酵素可預治便秘、結腸癌、糖尿病、肝炎、排毒、淨化血液

　　缺乏酵素所引發的胃潰瘍、胃腸炎、消化不良、便秘、骨質疏鬆、肝炎等病症，治療這些毛病，第一種方法，要有正常的生活飲食習慣，若長期接觸空氣、水質、農藥污染及服食西藥、防腐劑等，皆會影響體內酵素的存量；另一種方法是服用天然酵素，則酵素將不會快速耗盡，能維持正常體內新陳代謝，將不會產生各種疾病。

　　老人因體內酵素少，消化食物緩慢，食物於體內過久，發酵產生脹氣、便秘、得患結腸癌，可生食或補充酵素，當可立即獲得改善。

　　現國人罹患糖尿病越來越多，與長久過度熟食有關，因胰臟功能減弱，而無法正常分解胰島素及消化酵素，不能排解多餘糖分，導生糖尿病，若服用大量酵素，自可大大改善病情。

　　孕婦懷孕時，可多食酵素，會令孩子生下後，體質健康，聰明伶俐，因嬰兒血液中，乾淨無毒素，不易罹患各種疾病。

食物加熱，則失去酵素，缺乏酵素，則所食營養，形同廢物

　　酵素來自天然未加熱的食物中，習慣熟食的中國人，也難怪會

生出各種的文明病，如糖尿病、肝癌、肺癌、腸癌、子宮癌等各種癌症重病，且醫藥愈發達，病患卻愈多，所以補充天然酵素，應視為當務之急，刻不容緩的健康大事。

最正確的保持健康的方法是，要維持營養平衡，注意運動，和不斷的補充酵素，如果攝取的營養很豐富，而酵素不足時，就不能夠促進體內新陳代謝，將多餘的營養分解出體外，吃下的食物對身體無助，營養的累積，反而使很多器官增加負擔，久而久之，疾病叢生。

常食酵素可減肥

肥胖是萬病之源，許多人都曉得補充營養的重要，但卻不瞭解補充營養之外，更重要的是補充酵素，造成對健康上難以補償的傷害。胖者因脂肪酶太少，無法分解脂肪，多餘脂肪就屯積於肝、腎、血管中，常吃無酵素的食物時，使肝、腎產生病變，吃熟食使腦下垂體產生劇烈變化，而酵素會影響荷爾蒙腺體，荷爾蒙也會影響酵素存量，因熟食的刺激，導致胰臟及腦下垂體不斷的分泌而過勞，人變成懶洋洋，甲狀腺功能不彰，人因而變胖，吃酵素或生食後，機能變好，可燃燒體內多餘的脂肪。自可達到減肥效果。

酵素可有效地排解體內化學毒素，不致罹患癌症

由於農藥的普遍使用，工廠對各種金屬刻意的製造，使我們居

處環境中，水、空氣、土壤、農作物、食物，到處受到汞、鎘、鉛、銅，這些重金屬元素的污染，我們每天在不知不覺中吸收了許多重金屬元素，當無法排出體外時，將累積殘留在血液細胞中，久而久之就會莫名其妙的出現各種嚴重症狀。

酵素有很神秘的分解能力，能夠把血液及細胞中的重金屬元素與毒素分解，快速的清除而排出體外，不致得患癌症。當人體使用藥物之後，將化學毒素殘留體內，毒害其它器官，而引發其它器官的病，再使用其它藥物治療，又再出現其它不同器官的病害，惡性循環的結果，將使你集百病於一身，這是長期使用藥物的人共有的現象。

其實，身體生病有三大病因：一、缺乏酵素。二、新陳代謝障礙。三、血液循環不良。很多的疾病，根本就是體內缺乏某種酵素，而引起嚴重的新陳代謝障礙所致，若一味的使用藥物治療，非但無益，將使病情更加惡化，只要補充酵素，便可輕易的把重病治好，並可迅速地將體內中的殘餘毒素分解清除，這是最根本有效的保健方法，所以說，酵素是化學毒害、癌症時代的救星。

藻類海底植物，含豐富天然營養素，能預防糖尿病、肝硬化、癌症

糖尿病是由於胰島素分泌失調，引起對糖分代謝障礙的一種疾病，把無法代謝的糖分隨尿液排出體外，糖尿病由於對糖分及各種營養代謝的障礙，使體內長期欠缺葡萄糖及養分，以致使體內肝臟、腎臟、心臟，慢慢衰竭而死，一般治療的方法是注射胰島素的治標方式，如果改用酵素治療，則將使患者重獲生機，因為酵素能有效地調整胰島素正常的分泌，這才是根本的治療。

　　糖尿病是典型的文明病，吃過量的動物性蛋白質及高熱量卡路里所致，蛋白質要順利代謝，須要維他命B_6才能完成，糖尿病人不喜歡吃蔬菜、水果而缺乏鎂，沒有鎂及維他命B_6就無法吸收，蛋白質代謝就產生障礙，而導致疾病。

　　我們吸收的維他命B_6過少時，我們所吸收的胺基酸，就不被身體正常利用，而轉化成一種有毒的黃尿酸，如動物缺乏維他命B_6，黃尿酸在血中過高時，在四十八小時就會使胰臟受損，不能分泌胰島素，而發生糖尿病。

藍藻、綠藻含植物性蛋白質、B_6、B_{12}、鎂，對脂肪肝、肝硬化有意想不到的療效

　　環境污染、空氣污染、農藥餘毒、藥物、病毒、化學毒物等侵入體內，干擾營養吸收，消耗體內的營養素，長期累積使肝臟喪失解毒功能，必須營養充足始能減低毒害。

　　有些酗酒的人，或營養不良者，缺膽鹼（Choline）也會引起

脂肪肝，肝臟就容易有纖維變性，最後肝硬化，引起肝機能衰竭。在肝嚴重受損時，蛋白質所含的胺基酸會隨尿大量流失，在此時特別要吃蛋白質，補充藍藻、綠藻，含植物性高蛋白質、B_6、B_{12}、鎂對肝病人尤為需要，藻類含高量的氮胺酸與絲胺酸，有益肝臟機能，強化排毒功能，對脂肪肝、肝硬化有意想不到食療效果。

很多酵素是由蛋白質轉化而來，但沒有B_6與鎂，肝就不能合成各種酵素，如此會使各種荷爾蒙減低能力。藍、綠藻含有豐富B_6與鎂，可刺激酵素及荷爾蒙生長，強化肝臟造血功能，可治貧血、暈眩，尤其中年婦女更年期疾病，皆可獲得改善。

藍、綠藻含高量的鉀對肝臟也很有益，日本許多臨床報告證實對肝病治療效果很好，長期GOT、GPT高，服用藥物無法改善的患者，服用一個月即有明顯效果。

螺旋藻是一種生長在鹼性鹽湖的藍綠藻植物。原產於非洲、墨西哥等熱帶高溫地方。螺旋藻含有豐富的蛋白質，多種維生素，八種人體無法自行製造的胺基酸，多種礦物元素，高量 β 胡蘿蔔素，能抑制自由基對細胞的破壞作用，預防老化及慢性疾病，高含量的亞麻油酸，有助預防心血管疾病。螺旋藻含有一種特殊的藻藍素，它與葉綠素結合在一起，因此具有抗氧化力。

藍藻蛋白具有造血功能

藍藻類蛋白，含有豐富的藍多縮胺酸，因此有著深藍的顏色。

研究顯示，藍藻蛋白能影響骨髓裡的幹細胞。幹細胞是免疫系統的白血球細胞，為人體補充氧氣的紅血球細胞的元素。藍藻蛋白激發造血素，它可調節骨髓幹細胞的紅血球製造。當骨髓幹細胞被化學毒素損害時，藍藻蛋白亦調節血球細胞的製造。

另外螺旋藻在蘇聯被核准當作醫療放射病的「醫藥食物」。車諾比事件受害兒童因為食用了輻射污染土地的農作物而受到輻射毒害，他們的骨髓受到損害造成免疫缺陷。受輻射損害的骨髓無法生產正常的紅血球或白血球，因此這些孩童罹患嚴重的貧血與過敏症，但經過幾個星期食用螺旋藻後，皆有顯著的改善。

螺旋藻的功效

螺旋藻是免疫系統的強力補品。在對老鼠、雞、貓和魚的研究中，螺旋藻改善它們的免疫系統功能。醫學家發現，螺旋藻不僅能增強免疫系統，還能增強骨髓幹細胞、巨噬細胞、T細胞的活動，增強脾臟和胸腺體功能及增強製造新血細胞的能力。研究人員發現，螺旋藻使巨噬細胞數目增加，變得更活化，更有效的殺死細菌。

研究顯示，只要少量的螺旋藻即能增強免疫系統能力。螺旋藻加速強化抗體和組織元素，增強抵抗細菌的侵入的能力。免疫系統細胞包括T細胞、巨噬細胞、B細胞及天然殺手細胞。這些免疫細胞在人體內循環，尤其在肝臟、脾臟、胸腺、淋巴結、扁桃腺體、

骨髓等器官含量最多。螺旋藻向上調節這些重要的細胞和器官，增進它們抵抗毒素和傳染病毒的能力。

抗癌症效果

幾項研究顯示，各種藻類能防止或抑制人類的癌症。一些普通癌症細胞破壞，使正常細胞無法生長。細胞生物學家發現，藻類中的酵素可以修補受損的細胞保持細胞活潑健康。實驗顯示，藻類特有的多醣細胞核酵素能有效壓制癌細胞的產生。

藻類治癒貧血症，效果顯著

螺旋藻、藍藻是目前所知天然濃縮營養含量最高的來源之一。它含有完整的必需胺基酸、豐富的葉綠素、胡蘿蔔素、其它天然植物營養素，它亦是唯一的綠色食物，含有豐富的GLA脂肪酸。GLA脂肪酸，能激發動物的成長，促使皮膚、頭髮亮麗柔軟，亦扮演抗炎的角色，能舒緩關節炎的症狀。

螺旋藻、藍藻能供給腸內有益菌，特別是乳酸菌和雙叉菌，可維持腸內有益菌的數量，消除腸內病菌。當飲食中添加上螺旋藻時，腸內的有益菌數量隨之增加，自可消除便秘促進胃腸消化利於營養吸收，有效地治療貧血症，增強體力效果顯著。

正德醫院高雄總院，已有很多位員工開始長期服用藍藻，效果顯著

彰化發心義工許月紅居士，經常供養正德僧眾營養食品，很是捨得，護持正德不遺餘力，令吾感動，去年師父回美求學前，特供養多包藍藻，初我不以為意，就將這數包藍藻轉送總院幾位較辛苦員工服用，半年後，當師父回國時，這幾位員工異口同音向吾反應，食用藍藻後，效果甚好。

有兩位員工將藍藻供給母親食用，一位母親多年便秘，服用任何藥物，皆無效果，食用藍藻後，完全改善；另一位員工母親長年貧血，頭會暈眩，又偏頭痛，多年求醫無效，食用藍藻後，情況也獲得大大改善，暈眩頭痛不再。現正德高雄總院，已有很多位員工開始長期服用藍藻，效果顯著，在此無法一一列舉說明。

其實師父本身是典型的貧血患者，每逢身體過勞時，頭就會出現暈眩欲嘔、偏頭痛現象，數十年如一日，吃任何藥物從無法改善，經食用一年藍藻及蜂膠之後，貧血頭痛完全改善，比吃任何藥物更有效果，所謂食物即藥物，確實不虛也。

大麥草含豐富完整的的天然營養素

在西方，大麥草最先以其出產的大麥穀為人所認知，巴比倫最早文獻記載，此種穀物在二千八百年前，大麥也是聖經時代的食物，在聖經中記載不下三十二次。

大麥青草在進入它們繁殖期之前，含有最豐富的營養，輸送至種籽的頂部。當青草在進入繁殖期之前被割下，幼嫩青草所含的維他命和礦物質與深綠色蔬菜相類似。當這些青草被榨汁，它們所含的營養極其豐富，這驚人的發現得到數據的支持。

大麥草含大量的維生素A

根據美國農業部的營養資料庫記載，大麥麵粉不含維生素A，但每一〇〇克的大麥草所含大量的維生素A，是同等重量生胡蘿蔔所含β胡蘿蔔素的二‧五倍，更是同等重量的生花椰菜的二十五倍。維生素A是一種保護細胞的重要抗氧化劑，它與心臟血管健康有關，並具有抗癌益處，每一〇〇克大麥草卻含七三〇毫克鈣。這比同等重量的生菠菜的鈣超過七倍，更是同等重量生花椰菜的十五倍。鈣是骨骼成長的要素，可想而知，青綠麥草汁能夠為我們提供非常豐富的營養素。

大麥草被認為是營養最豐富的綠色草科。綠色食物的先驅發現了超過二百份有關綠色及天然食物的研究，對綠色植物經過數十年的研究後，他說：「我清楚知道穀類草葉，提供這星球中最近乎完美的食物。基於較高營養成分及有利的收割時的特點，青大麥成為

其中的首選。」

大麥苗含多種維生素及礦物質、胺基酸，包括人體所須的八種必需胺基酸、蛋白質、酵素、葉綠素及植物化學物質。

大麥草含豐富多種酵素及葉綠素，可預防癌物質生長

胺基酸是蛋白質的基本單位，也是人體所有細胞及體液的主要成分，是細胞不斷再生及生命所需能量的必需品，大麥葉蛋白質是屬於體積較小的多胜肽蛋白，可直接讓血液吸收，促進人體新陳代謝。

大麥草含有多種酵素，酵素是人體內化學反應的必須品——包括細胞能量的產生、促進消化、吸收養分及身體新陳代謝所需的一切再生和補給。

大麥草也含葉綠素。葉綠素因其具有除臭功能、刺激人體組織生長和刺激紅血球的氧氣供應，根據美國癌症協會雜誌一九九五年所報導，以葉綠素飼養動物，能減少吸收三種飲食中致癌物質：雜環胺（煮熟的肉類）、多環碳氫化合物（煙燻或燒烤的食物）及黃麴毒素（花生的一種霉菌）。當致癌物質仍在消化道的時候，葉綠素與它們結合形成複合物，而減低了它們的生化性。

葉綠素也可去除二氧化碳及一氧化碳的空氣污染副產品，亦能夠減少年老病人的糞便、尿液和身體的臭味，也具有抗炎症、抗氧化和癒合傷口的功能。

　　植物的化學物質被認為人體健康的必需品。它們能預防及治療至少四種致命疾病，即癌症、糖尿病、心血管疾病和高血壓。並能預防治療其他疾病，包括神經管毛病、骨質疏鬆症、腸道功能失調和關節炎，以及多種慢性疾病。

　　大麥草具有抗氧化和抗炎症功能，對免疫系統提供支援及降低膽固醇。大麥草具有高度鹼化功能，幫助平衡體液的酸鹼比例。若PH酸鹼值不能維持微幅的差距，我們的細胞便無法適當地發揮功能，大部份加工過的食物屬酸性，當我們吃太多這類屬酸性食物時，便會擾亂體內的酸鹼平衡。大麥草含有中和性礦物質，如鈉、鉀、鈣及鎂礦物質，能中和酸性物質，並幫助維持體內酸鹼平衡。大麥草也含有獨特而強力的植物抗氧化劑，科學家聲稱是一種超級抗氧化劑，保護細胞免受自由基損害，而達到防癌最佳效果。

蜂膠的抗癌防病奇效

蜂膠對師父個人而言，確確實實有如世上難得的一種仙丹妙藥

　　在師父未談蜂膠之前，先重重地強調一句話，師父個人食用蜂膠多年之後，我給蜂膠下個定義，蜂膠是一種世上難得的仙丹妙

藥，我不怕人家講閒話，這是千真萬確的事情，出家人不打誑語，身為出家人，為了眾生的身體，我得做老實的報導，師父也曾教導非常多的信眾，經常服用蜂膠，大家跟我一樣感覺，異口同聲都說，蜂膠確是一種仙丹，若各位不信，台北有很多位在家信徒可作見證。

尤其，一位在行政院上班的林份霞居士，她是台北分院很發心又有愛心的義工，她介紹所有親友吃了蜂膠之後，都得到令人難以相信的療效，她母親中風多年，求醫無效，吃了蜂膠之後，竟然痊癒而能走路，這是事實。台北很多信徒都知道這件事，絕無虛言，林居士也逢人就說蜂膠有如仙丹妙藥一樣。

很多服用蜂膠的信眾，他們都可隨時列舉非常多的不可思議的實例，提供大家參考的，但我不介紹大家要吃那種品牌蜂膠，而免讓人誤解師父有推銷之嫌。

師父長年身虛體弱，全國弟子眾多，皆具孝心慈悲，常供養師父貴重食品、補品，因種類繁多，無法一一服用，但我服用營養食品，有一原則，凡欲服用之前，必先親身實地查詢多人服用效果，並作記錄及問明本院正德醫院醫師意見後，方才開始服用。因身體特別虛弱，故食後反應特速，師父吃營養食品，一向以審慎態度檢核，服用前後定作研究記錄，確有實效，方推介信徒服用，再追蹤查詢效果。

蜂膠治癒師父多年難治的的感冒頭痛症，真太神奇

我吃蜂膠的起緣，是台北發心義工簡玉麗居士，先供養師父服用，那時小小一瓶25cc，價格二〇〇〇元，不便宜，簡居士一再強調蜂膠非常奇效，並舉例她母親八十歲，每日打網球，每日吃蜂膠，越打越有力量，她的胞弟Ｂ型肝炎，數年難癒，服用蜂膠後竟而痊癒，她還列舉很多實例，後經我訪查，確實有諸多療效，我即開始服用蜂膠，竟然治癒我多年頭痛病與感冒症。

全國信眾皆知師父身體一向虛弱，時常生病，體格瘦弱無任何抵抗力。每次流行感冒無可倖免，幾乎每月感冒一次，又常頭痛難以睡眠。自從服用蜂膠後，多年頭痛消除，更令我驚奇的是，從此很少感冒，這對我而言，簡直太神奇難喻。

蜂膠可徹底改變虛弱體質為健康體質，強化體內抗病力及免疫力，不易受傳染病毒感染，自然不易生病。真要感謝簡居士的慈心，解除師父多年病痛，功德無量，師父永記此恩。同時也因師父大力的推介，因此，利益更多人之疾病。

師父已屆五十五歲之年，服食蜂膠，肝臟強化，讀書不疲倦，力氣增強

吾年已屆五十五歲，服用蜂膠之後，這數年於美求學期間，日日讀書久坐數小時，不覺疲倦，腰骨不酸痛，為維持體力，每日運

動不曾間斷，可一次伏地挺身六十下，著實令我驚訝。於未服蜂膠之前，伏桌讀書一小時，則腰酸背痛，經常感覺疲憊不堪，都得經常躺床休息片刻，方能繼續閱讀作息，運動時，伏地挺身一次無法超過三十下，本肝臟機能衰微，去年回國體檢，醫師開玩笑地說，師父你的肝可再使用到一二一歲，功能很好，問我如何保健，皆全賴蜂膠之功也！

　　師父今日要說的重點是，師父身體可謂非常孱弱，任何營養食品有無效果，或效果之優劣與否，吃進我的身體最為靈驗，最為正確，無庸置疑，不需吹噓你所推薦的營養食品有多好多妙。換言之，若能讓師父衰弱多病的身體吃出健康有力的食品，即能印證確有療效之保健食品，事實是勝於雄辯的。所以，師父先以我之身體作試驗，只要經師父實驗印證過有療效的營養食品，大家跟著吃，絕對正確無疑，事實證明，數年來，經師父介紹服用的無數信眾，都得到相同不可思議的神效。

　　（註：現蜂膠已大量進口，普通品質，含膠量及類黃酮百分之三十者，一瓶約五○○元；低劣品質，一瓶約三○○元；優等品質，一瓶約八○○元以上。千萬不要被騙，現在還有信徒，竟然還買到一瓶二○○○元劣質的蜂膠，真冤枉。其實打開電腦網站搜尋，就可找到多家進口蜂膠廠商，不致買到價貴質劣的蜂膠。）

蜂膠含有最重要的類黃酮、強力酵素及四十四種的微量元

素，具強大抗菌抗病力量

　　蜂膠是從希臘語的Propolis而來，意為捍衛都市，蜂膠是附著在蜂巢的入口處，為蜂巢的守護幼蜂的抗菌防腐物質，蜜蜂從尤加利、白揚、松柏、杉木、檜木等數十種樹木的葉子、嫩芽、樹皮所採集到黏黏的樹脂狀物質，於口中咀嚼後，與蜜蜂唾液分泌物混合所產生之黏稠狀土黃色物質，用來塗抹在蜂巢外縫隙內壁，鞏固出入口，不受濕氣細菌的侵蝕，以增強蜂巢內部結構，做為蜂巢的殺菌、防腐、清潔、除臭作用，以維持蜂巢內無菌狀態，保護幼蟲免受病毒細菌侵害。同時蜜蜂在出入時，讓蜂膠塗在蜜蜂身體，預防病毒細菌之傷害。

　　蜂膠它是一種天然的抗生物質，蜂膠中除了最重要的類黃酮外，還包括強酵素、高蛋白、胺基酸、脂肪、荷爾蒙、多種礦物質、鈣、鐵、銅、錳、鉀、鈉、維生素A、B_1、B_6、P、天然樹脂、蜜蠟、芬多精、花粉、有機酸、石碳酸、芬香醛、植物染色體、及四十四種的微量元素。對細菌、病毒與不良細胞、腫瘤有抑制作用，對細胞有活化作用，防止細胞組織過氧化，明顯地可增強體力，抵抗疾病之功能，蜂膠尚具有麻醉、鎮痛、抗發炎、細胞再活化、抗氧化等作用，可提升免疫力功能，強化體內抗體，淨化血液，促進新陳代謝，是最具食療價值的天然產品，為健身抗癌治病的有效聖品。

蜂膠確可防治癌症，眞實不虛

去年，台灣農委會曾經於電視上報導一則訊息，依營養學者專家研究報告，治癌第一名食物為巴西磨菇，治癒效率達百分之九十，第二名就是蜂膠，治癒效率達百分之八十，這一則新聞，剛好師父親眼看到，是為寶貴的訊息。

經過專家學者研究結果，驚奇地發現，這種蜂膠黏稠物不但可以保障蜂巢環境的安全，甚至蜂膠中所含的特殊物質，正是人類保健或醫療上所不可或缺的重要元素，尤其蜂膠中的「類黃酮素」，是一種效果最好的天然抗炎物質，生化界證實，類黃酮素具有淨化血液，強化細胞膜，促進細胞再生能力，並具有強力抗菌排毒的抗癌作用，能抑制細胞滋生的功能，蜂膠中尚含有強酵素及有機酸，具有抑制及殺滅不良癌細胞作用，蜂膠中所含的有機安息香酸、咖啡酸、香豆素酸及單酚酸等有機酸類，皆具有抑制細菌及抵抗發炎功能。

經常食用蜂膠，能增強體力，抵抗癌病毒及各種病菌，因蜂膠所含有強力酵素，人體含酵素多，則不易罹患疾病，若含量較少時，則變為易罹患疾病的體質，身體得常飲用酵素，方能夠強化體質，預防疾病，尤其體弱多病者，或生病時，服用蜂膠能夠早日康復，恢復元氣，獲得健康身體。這是因蜂膠本身具備抗菌及調節體質之作用。藉此作用，蜂膠對於初期癌症有其顯著效果，若為癌症

末期，癌細胞已流竄全身惡化時，蜂膠當可發揮抗癌延命效果。故常服用蜂膠，當為保健防癌食品，是為最聰明的選擇。

蜂膠具有整腸助消化，強肝保肝的作用

　　蜂膠具有整腸助消化，治療腸炎、便秘、強化肝臟與補充營養之效，當胃腸功能減弱時，會導致便秘、消化不良、食積等現象，此為維生素 B 及酵素不足，與腸胃先天功能衰弱所引起的病症，常服蜂膠後，體內抵抗力就增加，自可促進胃腸蠕動，代謝正常，消除便秘，並會使肌膚恢復年輕彈性，光滑亮麗。長期服用蜂膠可保護強化肝臟機能，不致發生各種肝炎，不會經常感覺疲倦，無精打采，這就是常服用蜂膠後，會感覺很有精神力氣的原因。

蜂膠可治癒各種皮膚傷口，並防治各種皮膚炎，消除雀斑、青春痘

　　導致皮膚炎的原因，是由於身體內肝臟功能障礙所致，或因過敏體質及過度日曬所引起，蜂膠能促進新陳代謝，可強化內臟功能，消除代謝的障礙，常保肌膚的美麗，獲得健康。故蜂膠對皮膚燙傷、刀傷、擦傷、蚊蟲咬傷，皮膚紅腫、各種皮膚外傷，一經抹擦蜂膠，即可馬上消炎退腫，使傷口迅速獲得復合，不留疤痕。凡皮膚發炎、皮膚發癢、雀斑、面皰、青春痘等難治皮膚病，可直接抹擦蜂膠數次，都有很好的療效。

蜂膠治療咳嗽、喉嚨發炎有奇效

尤其對支氣管炎、咽喉炎、喉嚨發炎都有療效，一般耳鼻喉科醫師，常以蜂膠治療喉嚨發炎患者。若感冒、咳嗽不止、百日咳、喉嚨發炎、腫痛，滴食蜂膠有意想不到的效果，比吃任何止咳藥物來得更有效果快速，這是師父本人多年寶貴經驗，百試百驗。師父外甥，從澳洲回國，咳嗽一月多，於國外服藥無效，回國吃藥仍無法治癒，經師父指示，滴服蜂膠三次而癒，我的姊姊直呼奇妙，她可作見證。

師父經常演講過勞，而喉嚨時常發炎腫痛，就直接滴服蜂膠，馬上消炎舒暢，又兼可防治濾過性病毒而引發的感冒流鼻水，我常教導多位信眾，咳嗽、喉嚨發炎時，以蜂膠滴服，皆讚不絕口，蜂膠於外科、內科都有其消炎抗菌之妙用療效。

蜂膠是一種優質的美容聖品

蜂膠內因含有維生素 E 的抗氧化性、紫外線防禦性、各種礦物質、高維生素，也含有能強化血管壁之類黃酮等抗炎物質，具強力的抗菌殺菌消炎作用，能夠促進皮膚細胞活化性，使血液循環良好，荷爾蒙分泌旺盛，能持續服用，自然可保持肌膚光滑、潤澤彈性。可以少量蜂膠滴在乳液上，按摩皮膚或臉上，當可獲得光滑柔嫩的皮膚，市售很多的蜂膠香皂、乳液、化妝水、牙膏都是摻合蜂

膠製造出的美容清潔聖品，可見蜂膠是美容清潔最好聖品。

很多年老信徒，服用蜂膠後，都感覺更有力氣，骨頭關節較不會酸痛

　　有很多年老信徒服用蜂膠後，都感覺比以前更有力氣，骨頭關節地方較不會酸痛。尤其，更不可思議，家母因年老跌倒，導致四肢無力，長年坐在椅子，走幾步，就無力氣行走，經服蜂膠後，竟能從二樓行走至樓下來，精神體力都比以前更好。像台北信徒，簡玉麗居士的母親八十歲了，還能打網球，越打越有力氣，像台北林份霞的母親，中風多年竟然好起來，會走路了，服用蜂膠獲得神奇療效的人太多了，師父舉例不完的。

　　※以上所言，都是師父親身體驗的經驗談。

如何服用蜂膠

　　飲用蜂膠液時，可加入檸檬與蜂蜜一起飲用效果更佳，能得到遠超過蜂王乳的效果。蜂膠含有花粉、維他命、礦物質、抗炎降血壓的類黃酮等有機物質，飲用蜂膠時，可加上檸檬與蜂蜜更美味可口，也可補足維生素C的不足。

　　師父現長期養成習慣，每日滴二十滴蜂膠、一湯匙蜂蜜、三十CC有機水果醋於小瓶六○○CC礦泉水當中飲用，一天就喝一瓶，再配服大麥草粉、藍藻，全部營養素皆具足了，喝後感覺精神舒

暢，體力比以前充足健康了，提供大家參考。

如何分辨蜂膠品質的優劣

巴西所產的蜂膠，目前是被列為世界最好的品質，蜂膠受到氣候與地理條件的影響，即使是從相同的樹木上，所採集的蜂膠，其香味、顏色、黏度、口感也不盡相同，而粗劣品質的蜂膠，味道較強，進入口中時，有一股強烈的刺激嗆鼻味道，喉嚨會產生辛辣感。而優質的蜂膠則無此現象，會散發出一種樹香。若蜂膠的臘質過濃，則會降低蜂膠效能，會阻礙體內的新陳代謝。購買時特別注意這一點，蜂膠顏色太濃深黃，都顯示臘質過高，是為低劣品；優良的蜂膠色澤，應如茶水般黃中帶綠，於日光燈或陽光的照射下便可分辨出的。

分辨蜂膠的好壞，另一個簡單的方法，就是將一滴蜂膠，滴在一張衛生紙上，膠質濃度較高的，液體不會擴散，會成為圓珠狀，乾燥後會產生光澤。

台灣膠品質最佳，優於巴西蜂膠

蜂膠原本是對蜂巢內的蜂群，提供無菌空間，此一奇妙功能，被應用在人體保健上，竟也發揮神奇的效果，這也是蜂膠能被人廣泛運用的主要原因。

國產蜂膠經證實生物活性，為巴西膠四至三十二倍，為大陸膠

一○○倍以上，且含膠量高。目前農委會中部辦公室正著手於國產蜂膠特性與產量之研發，台灣學者專家皆已作深入研究與推廣，剖析台灣蜂膠的真相，更期待對人體有更廣泛，確切的運用。

品質優良的蜂膠標準中，規範蜂膠萃取液的含膠量須達百分之十以上，類黃酮素含量則須達百分之五以上，含膠量及類黃酮素種類總量，是影響蜂膠保健成效的主要成份。

市面上蜂膠萃取液產品千百種，部分銷售者宣稱其蜂膠萃取液的品質達多少百分比，但未說明其計算基礎，消費者因而花了昂貴價錢，購買了劣質蜂膠萃取液。蜂膠的品質取決於產膠植物、萃取方法、類黃酮含量、顏色，氣味等要素。

優良的蜂膠萃取液色澤，應如茶水般黃中帶綠，這是類黃酮素與芬多精的天然色澤，顏色過深的蜂膠，萃取液有效成份多已揮發，臘質所占比例過高，因此，顏色深沉屬劣質蜂膠；品質優良的蜂膠，類黃酮素不但總量高且種類多，有些產品類黃酮素種類達四十四種左右，至於萃取方法方面，以食用酒精純化萃取較為理想，國產蜂膠更以生物活性領先各國品質。

由於蜂膠大多由酒精萃取，直接滴入口腔，可能造成黏膜受傷起水泡，或長期刺激舌蕾，造成短暫味覺消失。正確的方法是將蜂膠萃取液滴入溫開水或果汁再服飲；或先含一口開水於口中，再滴入蜂膠，將整個口腔浸潤後緩緩喝下。若是喉嚨紅腫發炎，吞水會刺痛時，方能以蜂膠直接滴入喉嚨中，立刻消炎不痛，口角炎時則

直接滴在患部，三次ＯＫ。蜂膠真是妙用神奇，請大家要告訴大家，功德無量！

有機的果菜醋，防癌健身有奇異效果

醋是天然發酵物，含強力豐富防癌酵素

醋是來自穀物的一種天然發酵物質，將穀物的稻米、麥或高粱煮熟後，置於缸內，加入天然酵母，進行糖化酒精發酵完成後，再加入淨水後，存置於空氣流通的室內，約三到六個月時間，醋即形成。

食用市售化學醋會致癌

天然好醋釀造過程中，完全不加酒精及其他化學醋酸，不蒸餾、不殺菌，好醋中含有維生素、胺基酸、礦物質、醋酸、檸檬酸、蘋果酸等多種有機酸，並含有強力豐富的酵素。味道甘醇，並能完整保存微量元素及營養素，含有高度的營養成份，是名好醋。

由於天然釀醋過程繁複，費時費工，成本較高，但味道甘醇，無酸嗆味，易於入口，無添加任何化學物色素，安全營養豐富，市售的醋，製造過程粗糙，大量生產，時間短促，品質低劣，風味不

醇,添加化學冰醋酸、色素或香料、高溫殺菌處理結果,益菌無存,味道酸嗆難喝,以化學醋、酒精醋居多,食用化學醋會致癌,對身體有害無利。

果菜醋是世上營養最完整的食品

水果醋所含營養素成份是最完整的,因醋中的酸醋酵素,會分解食物中的營養素,力量強大,能將各種穀物、蔬菜水果中的果皮果肉中營養全部釋放出來,果皮營養素高於果肉三至五倍,人們都將最營養的果皮丟掉實為可惜。釀造果菜醋,是將各種穀物、蔬菜水果連皮整個切片泡入醋中釀造,因此一小杯三十CC的果菜醋營養,等於人生食多棵水果蔬菜之營養,而且果菜醋中的營養於腸胃中,容易被吸收消化,故貧血、腸胃虛弱者,飯後常喝果菜醋可健胃整腸助消化,因果菜營養完全吸收,可治貧血,補充礦物質,改變成健強的體格,可抗病防癌,更不容易感冒。

醋非酸性食物

醋雖然味道是酸甘的,其實是弱鹼性食物,酸入體內即能迅速的分解血液中的脂肪酸、膽固醇、蛋白質、乳酸、葡萄酸,使血液成為弱鹼性血液,故可促進血液循環,降低血壓,防止中風、心臟病,可消除胸悶心悸。

果菜醋的多種功能,非常奇特稀有,可排毒抗癌

一、醋中的活酵素可促進新陳代謝,增強免疫力及抗體活化細胞,可分解排除內毒素病菌,不易感冒生病。

二、身體可永保鹼性體質,醋可分解血液中乳酸與葡萄酸,降低血壓,調節平衡血液中的酸鹼值。

三、醋含有強力的醋酸酵素,可分解癌細胞膜,排除癌病毒,效果奇佳。

四、可防止中風、心臟病、糖尿病。醋酸可清除血液中的脂肪酸、膽固醇,不致罹患腦血管疾病,防止中風、心臟病。

五、可防止糖尿病、醋中含有多種礦物質,醋酸酵素可刺激體內胰島素、荷爾蒙的產生,可防止糖尿病發生。

六、強健骨骼,防止骨質疏鬆,果醋中含多種有機酸,能將穀物蔬果中的維生素,礦物質完全吸收萃取,形成醋酸鈣,供給骨頭吸收,強化骨骼組織,不易鈣化老化。

七、可整腸健胃助消化,醋中的醋酸菌,可增加腸胃中的有益菌,消除腸中的腐敗菌,抑制胃酸過多,防止胃潰瘍,自可達整腸健胃之效,促進食慾,成為強健體格,增加抗體,不易致癌多病。

八、可消除宿便,防止肝癌、肝硬化,強化肝臟機能,醋中檸檬酸,可暢通大便的排放,消除便秘,不致產生便毒,而毒化肝臟,防止肝功能受損,不致病變成肝硬化。

　　九、保護肝臟機能，幫助肝臟排毒工作，不易致癌；現代人吃了太多含化學毒素的食品及長期呼吸空氣中的污染物、農藥等，導致現代國人肝炎、肝癌日增，肝臟因長期要排除體內多種毒素化學物，負荷過重，排毒功能減弱，而致肝也中毒，導致肝硬化、肝癌，而醋中有機酵素可幫助肝臟新陳代謝及排解毒素功能，減少肝臟負擔，預防肝脂肪酸附著，保住肝功能不易衰竭，命也保住了。

　　十、醋因長時間的發酵及化學變化，所以會製造豐富的礦物質及脂溶性維生素A、D、E，能增強體內抗體及抗病菌能力，使體外受傷部位迅速修復，並可治癒長期皮膚病，尤其所含維生素B_1、B_2豐富，可防止動脈硬化及心血管疾病，可強化心臟及神經系統，維生素E可提供血液中的氧，促進血液循環，改善冰冷虛弱體質，增加細胞帶氧量，可活化再生細胞，預防老化，防止氧化物侵害。

　　十一、醋可減肥，效果特佳，因醋能使胃腸消化順暢，易於排便，並能迅速燃燒體內多餘脂肪，不致囤積而肥胖，達到瘦身又健身之功效。

　　十二、可提振精神，消除疲勞，醋中的檸檬酸，可分解肌肉組織中的乳酸，強化肌膚堅實彈性，並可消除肌肉關節酸痛，迅速恢復體力。

　　總言之，因醋能提供身體食物中完整的營養素，又含強力的有機酵素，排毒抗菌功能強大，能達成身體強力的一吸一排調節功能，故整個身體全被改造成強健有力的體質，故可消除人體各種疾

病及癌細胞，這是醋的總體功能。

歸納食醋所能防治的疾病實例中有：肝癌、腸癌、高血壓、痛風、糖尿病、骨骼疏鬆、心臟病、地中海貧血、膝關節退化症、氣喘、慢性鼻炎、青春痘、皮膚炎、蕁麻疹、肝炎、整腸健胃、消除便秘、排除便毒及嬰兒胎毒、消除肥胖，功能非常殊勝奇效。

果菜醋的釀造方法

各種果醋的釀造，皆以有機無農藥糙米醋為基本醋，先將糙米醋裝於寬嘴的玻璃瓶或陶瓷器中，不可使用塑膠瓶，再放入水果、蔬菜、豆類及少量的二號原味冰糖浸泡，果菜的數量，即米醋淹過瓶中的果菜即可，瓶中的醋量約八分滿，不可裝滿，得留些空間，令空氣對流。果菜勿削皮，因果皮營養超過果實三倍，果菜先洗乾淨，水晾乾後，再整棵或切片放入瓶中。

釀醋一定要選用有機無農藥的糙米醋及水果、蔬菜來釀醋，否則易致癌

釀造果菜醋最重要的一件事，一定要選用有機無農藥的糙米醋及水果、蔬菜來釀醋，不得採用含有農藥的米醋或蔬果，否則釀出來的果菜醋中，含農藥成份會更高，飲用後，反對身體造成傷害，就如喝茶，本對身體有益，但因現茶葉農藥含量過高，長期喝茶方式不當，反而中毒而致癌，是同樣的道理。這是一般人釀醋所容易

疏忽的一件事。

　　瓶蓋使用棉布或軟木封蓋皆可，並放置於通風陰涼地方，勿受日曬，約經三至六個月時間，即可開封飲用。

　　茲列舉幾種常用的果菜醋的功能，供眾參考：

　　一、純米醋：浸泡期九十天，食療可減肥、強化肝臟、預防感冒、降低血壓、促進血液循環、解除酒醉。

　　二、鳳梨醋：浸泡期六十天，食療可促進食慾、幫助消化、消除便秘、消炎止痛、預防結石與關節炎。

　　三、蘋果醋：浸泡期六十天，食療可防止暈車，利尿、消除膽結石、降血壓、抑制高膽固醇、消除心悸、預防心臟病及心肌梗塞。

　　四、檸檬醋：浸泡期六十天，食療能強化肝臟、預防感冒、健胃潤腸通便，促進代謝。

　　五、葡萄醋：浸泡期六十天，食療能強化肝臟、消炎、利尿、安胎、補血，預防出血、防癌抗氧化。

　　六、蕃茄醋：浸泡期六十天，食療能強化胰臟功能、促進血液循環、除心悸，防止老化。

　　七、柳丁醋：浸泡期六十天，食療能轉化鹼性體質、消炎解毒、幫助消化、止咳化痰、抗過敏、防治動脈硬化、消除體內化學毒素。

　　八、梅子醋：浸泡期六十天，食療能整腸、止瀉、助消化，

除胃酸、治嘔吐、驅蟲殺菌、消除體內農藥、化學殘留物。

九、紅蘿蔔醋：浸泡期六十天，食療能增強視力及免疫力、預防眼疾、消除病毒、防癌抗癌、預防高血壓、糖尿病、氣喘、支氣管炎、降低血糖、消除便秘，健髮美膚。

十、苦瓜醋：浸泡期六十天，食療促進新陳代謝、預防感冒、降血壓、明目清心治療眼疾、預防中暑。

十一、牛蒡醋：浸泡期六十天，食療可降血糖、預防糖尿病、降低膽固醇、預防中風、整腸助消化、排便順暢、促進新陳代謝、排毒防癌。

十二、黑豆醋：浸泡期九十天，食療滋陰腎臟、頭髮烏黑、消炎利尿、消除水腫、促進血液循環、強化骨質、防止關節退化、消毒清熱。

※本書內所推介五種營養食品，即師父長期服用，效果頗佳的營養保健食品。請大家不要再隨便胡亂購買貴重食品或補品服用，免傷身又破財。師父在此提出最誠懇慈悲的建言，師父既無營商也無賣藥營利，純因師父看待眾生如己身父母，更關心大家的健康，向大家提供最真實的一面，望大眾能體會師父的一片慈悲心意。

多賺了三十年生命

一位台大醫院主治醫師得癌，生命只剩半年，吃素而治癒癌症

台大醫院病理科主治醫師李豐醫師，憑堅毅意志克服了癌症，現在用愛心看診服務癌症患者，在她所撰寫的十多本著作中，提到很多治癌的寶貴經驗，她強調「癌症病人要將食物當藥物看待」，她談到她與淋巴癌和平共處，是她此生最大的挑戰，她如此地敘述著：感恩它癌症這個朋友，讓我學到很多，也獲得很多難得的經驗。更重要的是讓我體驗到，健康必須靠自己。當年，醫生宣判我只有六個月的生命，如今，我認為自己「多賺了三十多年」。為何如此？笑、不生氣及正面看事情、學習放鬆應該是重要的法寶！

李醫師在她所著「現代人的健康危機書中」，指出許多醫生已成為機器的奴隸，常將病人視為某一部份發生故障的東西，只知治療零件而缺乏醫人觀念，談到治人，李醫師認為素食能調和身心，對醫師與病人都有利。

她又談到現在的人，經濟情況良好，倒是吃得太多，而造成營養不平衡，也累垮消化組織，引起所謂的文明病，像高血壓、心臟病、肥胖症、糖尿病等等，使體質受到影響。針對這些情形，要做的飲食習慣改變，原則上，是保持飲食平衡，不吃添加物，不吃腐敗食物，不吃肉類，多吃蔬菜、水果。

營養是細胞藉以維生的資糧，如果天天吃下充滿抗生素及荷爾

蒙的家畜肉類，細胞想不生病也不成。充滿農藥及加工化學物質的食物，也會使細胞中毒。只有回歸自然，才能使細胞恢復生機。

五種癌一定要吃素，吃素身體越來越好

李醫師以她自己的例子，只要有任何肉類進到嘴巴，就會不自覺地吐出來，由於並沒有任何宗教因素，驅使她非吃素不可，是腸胃要求她不要再吃肉類食物了。一直到今天，吃素十多年，看著自己的身體，因為飲食習慣的改變而愈來愈好後，每當遇到胃癌、大腸癌、子宮頸癌、乳癌及前列腺癌的患者時，她一定會力勸這些病友要改吃素食。

至於五種癌為什麼一定要吃素？因為子宮頸癌、乳癌及前列腺癌與荷爾蒙息息相關，而肉類不但含荷爾蒙多，而且也易轉變為荷爾蒙，增加致癌因子。其實腸胃原本只需要穀物、蔬果，就足夠達到新陳代謝的目的。一味地吃肉，只會增加腸胃的負荷，累積有害身體的不潔物。

素食者儘量生食，維他命、胺基酸與酵素遇高溫即被破壞流失

飲食如藥，須先了解病況體質，妥善配合全然生食，並非人人於各條件下都適合，有人問說是不是每個人都適合吃生機飲食？吃素食可以吃蔥蒜嗎？

不是每個人都適合生食，東方人的體質較不適合全然生食，須配合熟食穀類，如果一定要吃生食的話，最好先找中醫師把把脈，評估看看體質是否適合生食。

跟著科學的進步，我們今日已知生食神妙之處，因它含有酵素和維他命，是食物消化吸收過程中不可缺少的催化劑，生食因未經加溫處理，其中易受高溫破壞的維他命、胺基酸與酵素，得以保留原有功能。例如菠菜和包心菜，煮熟後只能保持原有營養素的四十分之一，酵素在攝氏五十度以上就被分解，像維他命C遇熱就分解。因此，生食所需量比熟食少很多。

常吃冰品或過熱食物，對身體皆有不良影響。但生食蔬菜種類須加選擇，應特別注意清潔、新鮮、無污染農藥殘毒，並注意營養分的均衡。種子發芽多可生食，但黃豆芽因含蛋白質太多不易消化，故不宜生食。

三餐改吃糙米飯，糙米所含的礦物質、維他命、蛋白質、脂肪都比白米多數倍

日本國立營養研究所實驗發現，糙米飯的消化吸收力優於純白米飯，其數據包括：熱量高於白米飯百分之〇・四，蛋白質高百分之五，脂肪超過百分之四十，醣類亦高過百分

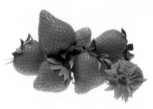

之一。此外，礦物質、維他命、蛋白質、脂肪都比白米為多。舉例而言，礦物質中的鈣，糙米含量為白米的二倍；糙米所含的纖維質為白米的三倍，此種纖維素可以增強腸子的消化吸收能力，又能預防便秘，好處多多。

瑞士籍的伯齊列醫生，採用了那古老的單方。結果奇蹟發現了，那食物竟被病人吸收了，本來已垂死的病人也因此而復活。這個經驗引起他對生食研究的興趣，他用相同的單方也治好了很多相似的病，經過多年研究，形成了一個理論：綠色植物和水果儲藏了太陽的「能」，這「能」在植物萎謝、腐壞或人工加熱的過程中就失去了，他在蘇黎克開了一所很成功的療養所，完全以新鮮蔬果治病。國際營養會在前幾年還追贈他一個金牌，以嘉獎他對營養界的貢獻。

從實驗證明生食優於熟食

礦物質必須要呈「有機態」才易被吸收。食物在烹飪或貯藏中，有機態常被破壞或改變成「無機態」，減少了營養價值。美國農業部曾印行專書，詳載新鮮食物與烹調後所含養分數字，前後相差甚多。如果生食即可增加營養數量，相對的減少了食物的消費量。倘不經過飼養動物（肉食來源）的層次，更會減少浪費，間接有助於糧食不足問題的改善。所以素食儘可能生食，也是解決今天人類糧食不足的有效方法之一。

　　蛋白質是由很多種胺基酸合成的，人體營養上最基本的胺基酸有八種，一定要八種齊全，才可構成人體的蛋白質，否則即會變成碳水化合物，此八種胺基酸中，有一種含硫的易受高溫破壞，因此食物經過烹飪，對胺基酸的供應亦受影響。

肉類蛋白質遇熱煮，產生致癌毒素

　　又新鮮動物的蛋白質呈親水性的膠體狀態，因受熱則失水，變成非親水性的膠體狀態而不易消化，不消化即腐敗產生毒物，故蛋白質以生食為佳。蛋白質中含有八種基本胺基酸，而植物蛋白質缺少其中一項，所以在攝取植物蛋白質時，切不可單吃一種蔬果，如能將禾穀類與豆類混食，八種基本胺基酸都不缺乏，不致影響人體蛋白質的合成。但多種植物種子則不然，尤其核果類，可充分供給八種胺基酸，故生食時多食用核果類，對於蛋白質的供給甚為適宜。

　　近代的虛雲老和尚，一度在山中潛修，岩棲谷飲，後來活了一百二十歲，不食人間煙火的廣欽老和尚，高齡九十多歲，人稱水果師，數十年都是食用蔬果，各地長壽高齡老法師，多數是粗茶淡飯，而非腦滿腸肥者。這些普遍的事實證據，都是不容否認的。

　　安·威格摩爾博士為基督教徒，現年七十六歲，不進熟食，有著作二十餘種。二十多年前在波士頓首創生食療法，建立健康中心，後由所羅門女士在聖地牙哥成立分所，她們都用簡單、經濟、

清潔、生食蔬果芽菜與運動等結合，來恢復病情。

至於蔥蒜的問題，以蒜來說，一個人若身體狀況良好，絕對不需要靠蔥蒜來殺菌，蔥蒜會影響身體荷爾蒙的分泌及情緒變化，對健康不見得有正面幫助。

運動是改變體質防癌的根本辦法

運動是改變體質最根本的辦法。因為，每個人的身體，本來就具有抵禦毒物或癌症的能力。只是，身體的內在環境和外在環境，有過多有害的因素，使身體的這種免疫能力發生障礙，才無法避免疾病和癌症的發生。而運動，可使身體細胞活絡，促進血液循環，帶動氧氣和營養，人體的免疫力便能增加。

三十年來，李醫師看過無數病人，那些肯聽話而去爬山，甚至天天爬山的人，身體的改善都很明顯。現在，每當她透過顯微鏡看到病人或友人的細胞顯出缺氧的狀況時，她都會提醒對方：「你的細胞缺氧，看起來很累，趕快去爬山。」除了爬山、走路、慢跑以外，李醫師也曾經花不少的時間，在做瑜珈、氣功和靜坐的鍛鍊。久了以後，身體就獲得改善。

學習笑、不生氣、正面看、放鬆，四招多活三十年

除生理因素外，要克服病魔，還須從心理層面下手，像笑、不生氣及以正面態度看待一切事情，學習放鬆，心地要好，即是李醫

師多年來降服疾病的原因。

　　學習笑是一項很特別的運動，因為我知道，笑的時候，身體內的細胞是放鬆的。細胞只有在完全放鬆的時候，才能圓圓潤潤，充滿活力，足以應付外敵。

　　運動的好處是使身體的循環順暢，把養分及氧氣帶到該去的地方，對生病的細胞，尤為重要。如果選擇一、兩種自己喜愛或適合的運動，持之以恆地做下去，總有一天，成績會自然顯露出來。

　　心理的調適，極為重要。要知道，自己身體裡的細胞，到底是聽自己的還是聽別人的呢？當然是聽自己的。那麼，自己對細胞下達的命令，便不應下那些不利於細胞的命令，例如生氣、煩惱、消極，細胞無後顧之憂，才較容易應付內患，對癌的免疫能力，才容易增加，才是根本解決癌症的辦法。自我反省，乃至身體力行，只要堅持，這些事並沒有想像的那麼困難，而且，如果繼續堅持下去，所有疾病，甚至癌症，都會自動讓步，讓健康的細胞抬頭。

活得長久健康、有聲有色的人，往往都是勇於自省，及堅持修正自己生活方式的人

　　李醫師最後談到這些年來，她不但看了不少癌症病人，更與其中一部份病人變成朋友，共同奮鬥，分享彼此的經驗，互相鼓勵，努力活下去。我們發覺，活得超長及活得越有聲有色的人，往往都是勇於自省，及堅持修正自己的生活方式的人。

「改得越多，改得越徹底，好得越快。」已經成了我們的原則。營養是細胞藉以維生的資糧，如果天天吃下充滿抗生素及荷爾蒙的家畜肉類，細胞想不生病也不成。充滿農藥及加工化學物質的食物，也會使細胞中毒。只有回歸自然，才能使細胞恢復生機。運動的好處是使身體的循環順暢，把養分及氧氣帶到該去的地方，對生病的細胞，尤為重要。如果選擇一、兩種自己喜愛或適合的運動，持之以恆地做下去，總有一天，成績自然會露出來。

一位肺癌患者採天然飲食治癌成功例子

有一位服務於公賣局台北啤酒廠的張先生，三十多年前將派往到國外深造之前，經醫院體檢發現罹患肺部腫瘤，因而取消出國，令張先生非常失望。

當時正值年輕的張先生在人生絕望之餘，多次打電話給當時任職台東縣政府黃順興縣長機要秘書的魏姓同學，向魏同學詳述相關病情和悲觀感受，並請同學協助其後事，恰逢魏同學與專精於癌症臨床研究的前任馬偕醫院院長呂革令博士為知交好友，當即建議前往訪求呂博士醫治。

呂博士和張先生見面就說：「魏先生是我的好友，介紹你和我認識是我們的緣份，感謝上帝賜給我們這個機會，我請教你：「癌為什麼叫絕症，你可知道嗎？」張先生和魏先生都不知道如何作答。

　　呂博士說：「人類醫治癌症到目前為止只有兩條路，第一條路是消滅病源；第二條路是增加抵抗力。但很奇怪的是，癌無論用鈷六十或其他藥物去消滅癌細胞，可是癌細胞還沒被消滅，好的細胞卻先被殺死；另無論用什麼營養、補藥，好的細胞還未吸收，癌細胞卻先吸收，讓癌長得更快，因此可說上述兩條路都行不通，所以叫絕症。」

　　呂博士又說：「人類的聰明連登陸月球也都已經成功，但為什麼沒人去懷疑上述兩條治癌的路是在鑽牛角尖，而不找尋另外第三條路？感謝上帝賜給我在馬偕醫院做癌症方面的臨床實驗，並得院內各部同仁協助的機會，發現癌症病人血液檢查的結果百分之百都是酸性反應。長期素食、生活接近自然的佛寺僧尼，由於體質都偏屬優質弱鹼性，所以尚未發現罹患癌症的病例。因此我大膽的斷定在弱鹼性體質的狀態下，癌細胞是無法生長，甚至是無法生存的。張先生我建議你從現在起少吃酸性的葷食類，多吃鹼性食物，另外可吃綠藻和帶殼菱角湯，改變體質，並勵行接近自然及良好生活規律，如果五年內不死，你就沒問題了，願上帝祝福你。」

　　張先生依照呂博士的建議，認真改變吃的習慣，每天又吃綠藻、喝菱角湯，樂觀加上每天適當的運動，一年後再到同一家醫院檢查結果，發現腫瘤不但沒有長大，反而已呈現萎縮狀態，遂令醫院檢查人員驚為奇蹟，五年後竟完全處於萎縮，近於消失狀態。經過了將近四十年歲月，至今，張先生的健康情況完全正常，生活起

居甚為愉快。

　　繼張先生之後，有位前台東省立醫院總務課長陳添壽先生，同樣得到肺癌，魏先生得知後將張先生的經過轉告陳添壽先生，陳先生乃依照呂博士的建議進行改變體質，結果，與張先生同樣治癒癌症。那時呂博士全家已移民美國，事後呂博士回來台灣再與魏先生見面時，魏先生將張先生和陳先生的經過告訴呂博士，並提議由他們倆位親自向呂博士陳述，請呂博士發表其改變體質之自療成果報告。

　　呂博士謙虛地回答說：「我年事已大，且沒有臨床紀錄不能做為成果。請魏先生轉告親友，如果友人認同的話，請他們繼續做體驗並廣為宣導，感謝上帝。」

生命最重要的元素——空氣

每天得吸取清淨的空氣

　　食物、空氣及水為維持生命三大元素，人不吃食物最久可活三十天，不喝水可活七天，但不吸空氣，五分鐘生命因缺氧而死，可見空氣為動物生命最重要元素。人體每秒都在吸取空氣，但我們卻往往忽略清新的空氣對人體健康的重要性，而只重視飲食與水，似乎忘記了這位秒秒與我們在一起打拼生命最重要的朋友。

　　師父曾研究發現，大眾長時間開車行駛於高速公路時，身體容易感覺疲倦、打瞌睡；同樣地，長時間開車行駛於山中道路時，卻不感覺倦意，精神仍是抖擻奕奕。此乃山中之清淨空氣中，無污染化合物干擾破壞細胞的活動力所致，故清淨的空氣是人體重要健康元素，有毒污染的空氣會帶來體內很大殺傷力，甚至引發癌症。

空氣中含有多種無形殺手，會破壞身體器官組織，導致癌症

　　空氣中含有二十七種微量元素，七種為生命所需，其餘二十種則為污染化合物氣體，來自石油、化學、鋼鐵、鋁、銅、煤礦、玻璃、瓦窯工廠所排放出來氣體煙霧，皆含二氧化硫、氟化物、氯化物、一氧化硫、二氧化氮、鉛、鎘、水銀、鍶、碘、釩、矽、石綿、農藥等多種有毒氣體，可見現代的空氣品質非常骯髒惡化。

　　人體不可長時間呼吸污染化學空氣，由於身體長期呼吸污染的空氣塵，致使體內細胞缺氧，血液長時間處在中毒狀態中，而導致癌細胞的產生，這些眼睛看不見的無形殺手，會傷害體內各種器官組織，故平時家家戶戶定要裝置空氣濾清器，過濾空氣中的污染源，這種設備不能省的。若癌症者能長期住山林為佳，呼吸新鮮空氣減少細胞受化學污染，而減弱抗癌力量。若於開車行駛都市中，亦要安裝空氣濾清器，並轉為車內空氣循環系統，減少車內空氣之污染。

空氣中的正負電離子影響人體健康

在空氣中，存在著帶正電的正離子及帶負電的負離子，而其數量的多寡會因氣候、地形、空氣等條件的變化而有所改變。例如當空氣污染對流不好的時候，我們常會感到頭暈、呼吸不順暢或是焦慮不安，這是因為空氣中滯流太多帶正電的微塵粒子，使我們的空間變成正電場的緣故；同樣地，在百貨公司等擁擠、封閉的空間內，也會因為正離子的累積而形成正電場，相反的，在高山、森林等空氣清新的大自然中，我們便會覺得較清爽、舒適，那是因為這些地方負離子比較多的緣故。

當空氣中負離子較多（負電場），血液則呈弱鹼性，心臟收縮輕鬆，血壓正常，血管會擴張，骨頭較結實；當空氣中正離子較多（正電場），血液則呈酸性，心臟收縮困難，血壓增高，血管收縮，骨頭較脆弱。所以空氣中的電場是屬於負電或正電，與人體健康有非常密切的關係。

空氣中的三大污染源

地球空氣中第一大污染源為二氧化硫，燃燒煤炭、石油產物會產生二氧化硫，汽車的油煙、化學工廠的排放煙、垃圾焚化爐的焚燒煙皆可產生二氧化硫。二氧化硫遇水氣即形成亞硫酸，隨著雨水降落地面即成為酸雨，污染地球環境相當嚴重。

　　酸雨會破壞整個地球自然植物生態，影響農作物的生長、產量的減少及品質惡化，毒害河川中的魚蝦類，會腐蝕建築物，令土壤中養份流失，即鈣、磷、鎂減少，而硝酸增加，使植物鋁中毒，導致樹林葉子枯黃，農作物產量減少，蔬菜、水果、稻米營養量降低，人食用水受污染，空氣中含酸氣體增高，吸入過多氧化硫、氧化氮，導致支氣管炎、肺病、呼吸系統及心臟的疾病，甚至死亡。

　　空氣中第二大污染源為氟化物，銅、鋁、鋼鐵廠在溶解製造金屬產品、玻璃工廠製造玻璃時；磚瓦廠燒窯製造磚瓦陶器時，都會排出氟化物的有毒氣體。氟化物可破壞農作物的生長與品質，人體若吸入過多氟化物氣體會破壞染色體，引起多種慢性病胃痛、甲狀腺功能障礙、腎臟衰竭、皮膚過敏、蛀牙及增加癌症生長率。

　　空氣中第三大污染源為氯化物，在燃燒紙張、橡膠、塑膠廢棄物時，會產生有毒的戴奧辛氯化物有毒氣體，燃燒煤炭也會產生微量氯化物，對農作物、人、動物會造成很大傷害，人體吸入過多氯化物氣體，會傷害到鼻腔、肺部、肝臟、腦神經，導致肺癌、腦癌、鼻腔癌。

空氣中的最大污染源

　　鉛氣是空氣中含量最多最廣的污染源，鉛毒存在於工業煙霧、汽車油煙、油漆、製造使用電池、燃燒煤炭。鉛中毒會傷害神經系統，語言不清、活動過度、高血壓、貧血、疝氣、長期疲倦、痙

攣、精神病、噁心、便秘、關節炎、精神不安、過敏、頭暈，而慢性鉛中毒，是工業國家精神病患大量增加的真正原因。

空氣鉛污染的最大來源是汽車油煙，據估計，美國辛辛那提大學的巴哈博士說，如果美國以目前的速度繼續污染大氣，人民必須戴防毒面具的日子將為期不遠。美國另外一項研究顯示，都市裡馬路上掃出的灰塵含有大量重金屬，如果將這些灰塵加入動物飼料中，則可遲滯小動物的成長，灰塵中的劇毒則是由汽車廢氣中排出的鉛毒，今日生產的蔬果不但含有大量農藥殘餘，並且還含有大量鉛毒。

油漆中含有碳酸鉛，碳酸鉛可以滲透皮膚散發有毒氣體，因此，一些油畫家和油漆匠，最後都得了鉛中毒，神經失常、行為怪異。

空氣中的其他化學毒氣

鎘污染的主要污染源來自燃燒石炭、吸煙、工業廢氣、汽車廢氣、電池廢氣，鎘不僅污染空氣，也污染土壤和水源，由植物加以吸收，特別是穀類。根據研究，小麥對鎘的吸收為米的十倍。鎘沉澱於動物肝臟，所以動物肝臟是很毒的食品。

鍶九十是一種放射性物質，為原子武器爆炸試驗造成的輻射塵，這種放射性物質在地球上幾乎到處都有，它經由食物、特別是牛奶，進入人體，白血症和骨腫瘤日增的主要原因，即是鍶九十。

　矽，一些製造業時常使用二氧化矽，例如玻璃工業、窯業、磨料工業和石油工業，長期吸入矽粉會造成肺纖維變性、石灰肺，並且得肺結核，建築物磨石工人或是花崗岩採石場工人，特別容易罹患上述各病。

　石綿是種纖細有如麻線樣的纖維狀化合物，通常用來防火，建築業使用石綿。汽車剎車時，無辜的行人都會吸入一點石綿，一旦進入人體中，即終生留在裡面，纖細石綿微粒主要沉著在肺部和腹部。

　若每日吸上兩包以上香煙及二手煙，會造成肺癌的，香煙紙又含有鎘，吸煙人士常因香煙紙中的鎘得了肺氣腫，不僅抽煙者將這種毒素吸入自己肺裡，也污染了空氣，損害他人健康，應戒除吸煙。菸草中的尼古丁刺激腎上腺素，可以使血管收縮，血壓隨之升高，每根香煙奪走了血液中二十五毫克維生素Ｃ，而維生素Ｃ可增強血管和微血管的彈性。菸草中的樹脂傷害支氣管的內膜及肺臟，結果是慢性支氣管炎，吸入肺內的煙霧奪走了身體中的空氣和氧氣是肺癌、胃癌和膽癌的主要成因。鎘還可以造成許多其他健康問題，例如高血壓、心臟病、缺鐵性貧血、腎臟病、慢性支氣管炎、肺纖維變性、銅代謝障礙和癌症。

　香煙和汽油煙，主要氣體污染物為一氧化碳，吸入人體會阻止血液供應氧氣至腦部，造成爆炸性頭痛、智力遲鈍、頭暈、反胃、敏感、失去知覺和死亡。空氣過濾器無法除去一氧化碳。都市的人

作劇烈運動、吸煙，都會使中毒程度加深，都市中地下鐵的空氣污染情形更為嚴重，各種污濁空氣滯留在隧道中，不易散去。

農藥大量使用，造成台灣肝炎、肝硬化和肝癌非常嚴重猖獗，因大量使用農藥而侵害肝臟組織，所以農夫十有八人皆死於肝癌、肝硬化，與長期呼吸農藥有關。

尤其廚房油煙具致癌氧化物，最容易導致肺癌，現代婦女罹患肺癌最多，婦女煮一頓飯，等於抽了五根煙，一天煮三餐，一天等於足足抽了十五根煙，不得肺癌也難。肺癌元凶就是空氣污染、油煙，婦女長期在密不通風的廚房煮菜，致癌率相當高！又加上空氣中的汽油煙及化學氣體，肺癌已成為婦女癌症第一名。所以婦女於廚房煮飯炒菜時，定要戴上口罩，以防止空氣油煙的污染，千萬不可怕麻煩，生命重要。

我們吃一個漢堡，等於破壞了五十五平方呎的熱帶雨林，造成大量廢氣

地球上的沃土，主要是靠樹木的根，不斷深入土壤，提供礦物質以作為泥土的養分，以及樹根由地層底處抽水上來，保持泥土濕潤，加強微生物活動並且把泥土黏在一起，以防止風和水把土沖走。此外，樹木還能遮蓋泥土，防止陽光把表土曬乾而淪為沙漠。我們的土地一旦流失殆盡，那麼所有的植物便無法生存，接著所有的動物也終將面臨集體絕滅的危機。試想有朝一日，世界如果出現

大飢荒，我們不能吃紙鈔或金幣，而是要有一些泥土，才能生產食物維持生命，才有活命的機會。

但是，今日人類為了營利，不顧一切而任意砍木伐山，毀壞森林，造成嚴重的表土流失，加上畜牧業更是需砍伐數以萬計英畝的樹林，以放牧牛群，供人類食用，同時牲口進入樹林吃草，不但破壞地上的植物，也減少了抓著泥土的根，泥土因此漸進地被侵蝕流失，土地就不能再種植糧食。

人類可以幾個星期不吃東西，未必會死，但是片刻不可缺少氧氣。當我們在享用一個漢堡的同時，往往已經破壞了五十五平方呎的熱帶雨林，千萬不要小看這五十五平方呎的樹林，它可是能長年把二氧化碳變成氧氣，提供整個地球千千萬萬年的氧氣呢！所以，以此類推，假如我們每個星期少吃一個漢堡的話，就可每年保存一百坪的熱帶雨林，同時也減少一萬二千公噸二氧化碳的廢氣進入大氣層。

葷食對環境所造成的能源負擔，遠在素食的十倍之上，如果你是個素食者，你即使不花半毛錢，卻已經布施食物給十個人了。《維摩詰經》云：「欲得淨土，當淨其心，隨其心淨，則國土淨。」我們的心與世界所展現的染濁，皆導因於人意識污染所顯現出來的現象，而垃圾山則是人人生活過於浪費所造成的。

預防化學毒氣中毒的食療法

生活在都市的人得常吸收維他命 C，維他命 C 是種強力清血解毒劑，可以阻絕鉛及其他化學毒氣穿過身體膜壁，以免肌肉組織受到傷害。鈣可防治鉛中毒，將鉛毒中和後排至體外。它與鉛結合後將鉛帶至體外。吸煙者會增加百分之二十五鉛毒的吸收量，常喝新鮮蔬果汁，可排除一切毒素和廢物。常食用味噌湯，可預防輻射線的侵害。

　　出門騎車一定要戴口罩，外面道路空氣真的非常骯髒，尤其進入人潮多的地方，百貨公司、電影院、公車內，二氧化碳過多，肺部會中毒的，這就是國人罹患肺癌人數最多的原因。在廚房煮菜、燒開水都要戴口罩，整天於廚房燒飯煮菜易得肺癌。家庭主婦每日於上下班時間，門窗要暫時關閉起來，要使用空氣濾清器，因這段時間，是空氣最髒的時刻。

　　故每週要定期到山上樹林間，呼吸芬多精，到溪邊、海邊、瀑布旁吸收高氧量及陰離子的空氣，讓身體每週做一次體內空氣大環保，將屯積體內的污氣掃除掉，令全身細胞得到淨化，身心靈獲得舒放，將有利增強抗體，達到防癌、抗癌目的。

喝水的學問

人不喝水只活五天，不食可活三十天

　　人體約百分之七十以上比重皆為水份，孩童更高達百分之九十，人五日不喝水即會死亡，不吃飯只喝水生命尚可維持三十日之久。當體內的水分減少了體重的百分之三時，我們就會開始感到口渴；減少百分之八時，則會虛脫、無精神、覺得昏眩、判斷力減弱；當水分喪失達百分之十時，就會引起錯亂狀態，甚至瀕臨死亡。血液中的水成分佔有百分之九十，人若服藥過量或宿便毒或中了化學藥毒或鉛中毒，皆可多飲水，藉由增加尿量，可促使體內的化學毒素儘早排出體外。可見水對人體實在太重要了！

任何一種水或礦泉水都一定要煮過方能飲用，台灣已無乾淨水可喝

　　目前坊間很流行逆滲透水、離子水，其實這些水無法完全消除細菌，而且很容易忘記定期更換濾心，因濾心無法發揮正常功能，反而吃下更多的細菌。還有許多人對高山裡的礦泉水趨之若鶩，這些山澗流出來的水，都含有化糞水、農藥水、酸雨（多種化合物）、鳥糞便及昆蟲屍體。當雨水滲入岩層、泥土（多農藥），再形成泉水、溪水，就是一般人所謂的「礦泉水」。事實上，埔里人都喝深水井（三百公尺以上）的水，所以到山上所取回的礦泉水定要煮開才能飲用，絕不可生飲。

水中所含的甲烷或尿酸，任何濾水器是無法去除

今天再度提醒大家，不要迷信廠商們天花亂墜的不實廣告，一般的淨水器或濾水器，無論是製造ＲＯ逆滲透水、鈣離子水，還是活性碳水……雖然可去除水中所含的氯及霉菌，但卻去除不掉甲烷或化糞水裡的尿酸，而這些都是致癌的元凶，所以務必要飲用蒸餾水或滾透了的開水。水對人體健康的影響實在太重要了，千萬輕忽不得啊！

酸雨的形成

酸雨來自石化工廠及各種工業工廠，汽車大量燃燒石化燃料，所產生硫酸廢氣，氧化硫、氧化氮升上天空，陽光下轉化，並與水接觸，以酸雨酸雪降落地面，造成森林枯萎，水質惡化，建築物腐蝕更快，人呼吸系統引起病變，增加心肺負擔，從植物、昆蟲動物皆受影響。

正常雨水略帶酸性，PH值為五‧六，若降到四‧六，含酸量為正常十倍。台灣雨水含酸量高出五十倍，像醋一樣，如此魚不能產卵，蝦子生物無法生存，土壤養份因溶解而流失，土中鈣、磷、鎂減少，而硝酸增加，使植物鋁中毒，導致樹林葉子枯黃，農作物產量減少，蔬菜、水果、稻米營養量降低，人食用水受污染，空氣中含酸氣體增高，吸入過多氧化硫、氧化氮，導致肺病及呼吸系統病。

台灣學童患氣喘比二十年前高過十倍，酸雨會腐蝕建築物、汽

車，家庭五金用品，家具。台灣腐蝕率已高過國際標準最高數值。人長期處於酸質惡水的環境下，將對身體健康造成無法彌補的傷害。

喝淨水不用擔心缺乏礦物質，水中所含的礦物質微乎其微

到底何種水才安全可靠？蒸餾水最安全了，雖缺乏礦物質，但是安全有益身體。事實上，水中所含的礦物質微乎其微，從食物攝取即可。切勿為了喝含有微量礦物質的活水，卻得長期喝進無數的毒素病菌化學物。蒸餾水可自行製作，保證喝得安心！也可以喝煮過的水，水煮開後，要多滾一會兒才安全。

淨水器使用期限結束時，發現「膜加活性碳」、「活性碳」、「陶磁」這三種型中，不論何者都能夠除去百分之八○的氯。但是例如生鏽等鐵分，則膜加活性碳型能夠去除百分之八○，活性碳型只能夠去除百分之四○至五○，而陶磁型幾乎無法去除。

而這個測試的結論，就是能夠有效地去除殘留氯、鏽臭、赤霉菌。但是，淨水器中空絲膜方式也有其弱點，即是對於具有致癌性的總三鹵甲烷及由尿或畜產雜排水所造成的硝酸性氮，無法充分去除。

若想要使用優於淨水器的水，則最好使用「鹼離子水整水器」，對胃腸良好的離子水，以及具有美容效果的酸性水，能於家庭中製造。這個鹼離子水（陰極水），是為了改善慢性下痢、消化不

良、胃腸內異常、制酸、胃酸過多等目的而飲用。在此為各位說明能夠於家庭中簡易地去除氯之方法：

一、在水中添加檸檬、柚子等含維他命Ｃ較多的水果切片或汁液，加以飲用。

二、將少量的維他命Ｃ（具有還原作用）加入水中。

三、加入少量的綠茶。

四、加入一些含鞣酸較多之枸杞、風露草等藥草，或飲用較淡的藥草茶，如此可免除氯之害。

市售礦泉水和包裝水多數含菌量過高，不宜「生喝」

消基會檢測五十件市售礦泉水和包裝水衛生情況發現，廠商對水質的總菌數，無法控制到完全檢不出的程度，有些甚至超過衛生規定的五十倍以上，萬一運送和保存不佳，水很快就會變質。

消基會測試結果發現，包裝飲用水樣品中，每毫升總菌落數含量超過一萬個以上者為「金礁溪包裝飲用水」、「水芭蕾天淨水」。礦泉水樣品檢出含量較高的為「台糖礦泉水」及「佺格 π 點滴天然礦泉水」，檢出總菌落數含量也在每毫升一萬個以上。

消基會認為，總菌落數的檢測，量多雖然不具危害性，但包裝水商品，經完善的殺菌及除菌過程後，其生菌數檢驗應為未檢出。

十七件礦泉水樣品中，只有悅氏礦泉水、味全礦泉水、味丹多喝水、富維克天然礦泉水及ＥＶＩＡＮ愛維養天然礦泉水等五種樣

品，比較符合「礦泉水」水質要求。而卅三件包裝飲用水中，只有吉康天淨水、清境好水、波爾天然水、阿拉斯加天然冰河水、加拿大冰川水等五種樣品，較符合包裝飲用水及可口適飲的水質要求。

消基會建議，在選購上，消費者應注意製造日期及保存期限、包裝是否完整密封、是否有瑕疵或裂痕、內容物顏色有無變異或有異物存在。

最好的飲料是白開水

美國哥倫比亞大學臨床研究證明，常飲鮮果汁的兒童，肥胖的可能是不飲鮮果汁兒童的四倍；在五歲的兒童中，常飲鮮果汁的兒童，身體發育矮胖率，是其他兒童的二倍以上，因此，對兒童來說，最好的飲料，不是鮮果汁而是常飲的白開水！

三個喝水的好時機

你有沒有發現自己的記憶力越來越差、容易呆滯、反應遲鈍，而且工作缺乏效率？其實並不是你的身體開始老化，有可能是你不知道如何正確地補充水份，如何做才正確呢？把握以下的時機補充水分，保證讓你水噹噹又健康！

（一）三餐後喝水

醫生建議用餐後半小時喝水較為適當，但是現代人習慣喝罐裝飲料，不喜歡喝白開水，其實每餐飯後喝罐裝飲料，大概可補充一

天所需水分的一半了。然而，喝罐裝飲料也要慎重選擇，其中以運動飲料或是蔬果汁最好，因為蔬果汁可以補充多種養分，而運動飲料具備適量的電解質鉀離子，和人體滲透壓相當，比水還容易被吸收。最近市面上出現了的運動飲料，對於常運動者及感冒發燒冒冷汗者，是補充水分和電解質相當適合的選擇，有助於恢復體力驅逐感冒之功效。若不運動流汗的人則不適合常飲運動飲料，因體內電解質鉀離子過多，則使身體失去平衡狀態，會產生暈眩心悸。

（二）起床一杯水

清晨可以說是一天中補充水分的最佳時機，因為清晨飲水可以使腸胃馬上甦醒過來，刺激蠕動、防止便秘，更重要的是，經過長時間的睡眠後，血液濃度增高，這個時候補充水分，能迅速降低血液濃度，促進循環，讓人神清氣爽，恢復清醒。

（三） 睡前一杯水

人體在睡眠的時候會自然發汗，在不知不覺中流失了水分及鹽分，而睡眠的八小時內，身體都無法補充水分，這就是為什麼早晨起床會覺得口乾舌燥的原因了。因此醫生建議在睡前半小時要預先補充水分、電解質，讓身體在睡眠中仍能維持平衡的狀態，同時也能降低尿液濃度，防止結石的發生機率。

喝水養生法

近年來，日本學者對晨起喝一杯涼開水約二十五至三十度，又

重做了研究。認為人在經過一夜的睡眠後，胃腸道已經排空，飲下這種活性水之後，能很快的被吸收，可促進血液循環，稀釋血液，從而對體內各器官組織進行一次「內洗滌」，增強了肝臟的解毒能力和腎臟的排泄能力，促進新陳代謝，加強免疫功能，對防治腎炎、腎結石、尿路感染都具一定療效，故泌尿科醫生常說：「保護腎臟多喝水。」另外，藉著血液稀釋和擴張血管有利於降低血壓，預防腦溢血和心肌梗塞。

喝水的最佳時間

人體平均每天最少要喝1500cc水。除了患有特殊疾病（心臟機能或腎臟機能不足）的人，一般人一天的喝水量都顯得不夠，特別是工作場所或冷氣房及冬天室內空氣乾燥的時候。最好時常喝水，不過每次不要喝得太多。

不要將開水燒了又燒

有的家庭為了節省燃料，常將溫開水再燒開，這是不符合飲水衛生的。實驗證明，水經過反覆燒開，會使水裡的硝酸鹽物質，變成有毒的亞硝酸鹽。它會使人體中的血紅蛋白變為亞硝基血紅蛋白，使之失去帶氧氣的能力。

喝過量含這種物質的水，會使人在十幾分鐘或一至三小時後，發生亞硝酸鹽中毒，出現組織缺氧、心悸、氣短、口唇和指甲，甚

至全身皮膚紫紺，並有頭暈、頭痛、嗜睡或煩躁不安、呼吸急促、血壓下降等症狀，對人體健康影響很大。同時，亞硝酸鹽進入人體後，在胃酸的作用下，還會生成一種有毒性的亞硝胺。

不能喝的四種開水！下列四種開水不宜飲用：

◎在爐灶上沸騰了很長時間，飲用水已經是溫吞水。

◎裝在熱水瓶裡已好幾天，成了不新鮮的溫開水。

◎經過多次反覆煮沸的殘留開水。

◎開水鍋爐中隔夜重煮和未重煮的開水。

這幾種開水不適宜飲用的原因，簡單地說，反覆沸過的開水中，所含的鈣、鎂、氯、重金屬等微量成分增高了，會對人的腎臟產生不良影響，而溫吞水中亞硝酸鹽容易增多。

煮開水所產生過量的氯會致癌

千萬不要用煮開水的蒸汽蒸臉，會變成黑肺，開水煮沸後把蓋子拿開後，再用小火煮數分鐘。煮開水時用抽油煙機將含有氯的蒸氣抽掉。而綠色植物中的陰離子，可以安定煙塵，淨化處理，增加身體的免疫力。

溫開水可防癌治百病

看過中醫的人，一定都有被醫師交代過，不可以吃冰冷的東西，吃冰胃會非常不舒服，令胃急速收縮，令胃寒，影響胃正常分

泌，而導致胃潰瘍、胃下垂，產生消化嚴重障礙，無法吸收營養，而發生營養不良，抵抗力降低，身體消瘦，故十個瘦者九個愛吃冰冷食物。

有一位治癌專家說：「避免癌症的最佳方法，就是一年到頭都喝溫開水。」我們的身體必須消耗極大的能量，才能將喝下的冰飲料溫暖至正常體溫（攝氏三十六度半），如此一來整體的免疫力自然遽降了。所以如果你常喝冰飲料，建議你將飲料退冰半小時或改喝常溫白開水。

常食飲冰冷開水食物或虛冷體質者，容易得癌症

常喝冰水或吃食冰冷食物較容易得癌症，所以罹患癌症者，大都是體質虛冷者，這是聞名大陸治癌專家鄭文友醫師，他在大陸、泰國及澳洲設立了百家以上中醫治癌醫院，被治癒的癌症患者不計其數，治癒泰國親王及很多國外名人癌症，享譽國際，被美國醫藥界評為世界醫界奇人，他的醫學理論獲得全世界傳統醫學會金杯獎。

他的治癌理論非常獨特，顛覆傳統醫學，他說癌症是一種寒氣症，若身體長期處於冰冷狀態時或為虛冷體質者，體內血液或黏液分泌物則會冷縮結合成團而鬱結在某個功能較虛弱的器官就形成癌症，這個理論發現，震撼美國醫學界，也獲得美國醫學界的認同，正朝向此方面做深入研究。

中醫界也證實，身體體質較虛冷者易得癌症，因體質虛冷，消化器官功能虛弱，影響營養吸收，導致免疫力抗體衰弱，遇到病菌毒素較不易排解，若飲食不當或不良生活習慣，則比一般人得癌機率高出數倍以上，平時也比一般人較容易感冒或被病菌傳染，所以不可常喝飲冰冷飲料及食物，以免多病得癌。

喝水能夠防治膀胱炎

　　女性患膀胱炎者多，因尿道較短，常常強忍排尿所致，平均一天要小便六至八次，如果大量飲水而頻頻排尿，則具有洗除細菌的效果，如果尿長時間積存於膀胱，就容易造成細菌的繁殖，而導致膀胱發炎。

水具有利尿減肥作用

　　所謂的肥胖，是脂肪組織出現脂肪異常沈著的狀態。而水具有利尿減肥作用，能提高腎臟的功能，使身體的新陳代謝旺盛，若每餐飯後養成喝水的習慣，則能夠防止脂肪的沈著，可減少皮下脂肪，藉此達到減肥的效果。水與食物，乃是創造健康身體的關鍵，男性比女性的脂肪較多，體內的血液酸鹼平衡較容易失調，因此，要大量地飲水。

　　腎臟功能在於淨化血液，將有害毒素，隨著尿液而排出體外。體內血液一小時通過腎臟十五次，又似身體之污水處理廠，有調節

血液、體液濃度之作用。

　　人體膀胱內尿液若達四○○CC時，就會產生尿意；到了七○
○CC時，就會出現尿失禁現象。健康的人一日尿量約為二公升，如
果一日的排尿量低於五○○CC，則體內毒素廢物就無法排出體外，
如果一連數日，會使得腎臟出現障礙，是為疲勞過度所導致。腎臟
有兩個，即使其中一個出現障礙，則剩下的一個也能夠完全淨化體
內血液，若兩個都故障時，就會引起尿毒症。

好食物與好水是重要的疾病預防劑

　　人體腸內細菌，大致可分為好菌、壞菌、觀望菌三種。好菌能
夠防止其他有害細菌的繁殖，刺激免疫系統，是具有保持身體健康
作用的菌類；觀望菌，則是一種投機主義菌，當身體健康時，它會
表現得極為溫順；但是當身體孱弱時，則像類桿菌等，就立刻會採
取有害身體的攻勢。

　　肉、雞蛋、牛奶等動物性蛋白質過度攝取，或攝取不乾淨的水
時，壞菌就會開始活動，使腸內腐敗，發生致癌物質，或促進疾病
與老化。好菌會隨著年齡的增長而大量減少，嬰兒腸內，以好菌佔
壓倒性的多數，到了成人時，則以壞菌佔多數。穀類、蔬菜、海藻
等，會孕育好菌，亦即乳酸菌；而肉、蛋、牛奶等動物性蛋白質，
則會孕育壞菌，亦即腐敗菌。

　　小腸功能是吸收營養物，大腸內細菌將食物殘渣經由分解，如

果攝取肉類或腐壞食物，會造成壞菌，就會產生帶有惡臭的屁與糞便，這些毒素會污染血液，結果會導致癌症或慢性病的產生。因此，若要防止疾病，就必須要攝取好的食物與好的水，藉此提高自然免疫力。所以，水是重要的疾病預防劑。

多喝健康水可防止老化

隨著年齡的增長，動脈會逐漸硬化，血液循環不暢。人體四十幾歲以後流入腦的血液量，則為年輕時的一半。老人因為口渴中樞的感覺遲鈍，故水分的攝取並不多，一旦水分不足，血液量會減少，造成血壓下降，血液容易濃縮凝固及礦物質不平衡，導致生理功能出現障礙時，流入腎臟的血液減少，會引起尿毒症，甚至腦細胞的活動也會出現障礙，想要防止老化，則飲用有益於健康的水是很重要的。

人若長期處在調節空氣中，會使體溫調節功能下降，而大量流失鈣、鉀，類似例子就是因為長期臥病在床的人，手腳會變細，由於不使用肌肉，肌肉力量變弱，像鉀等的有益物質會大量溶於尿中，同時，骨骼主要成分的鈣，也會流失。

動物的器官功能，若不常運動就會衰退；不常使用頭腦，腦力自然就會衰退。器官功能一旦衰弱，則不易恢復，所以大量流汗是很重要的。不要長時間處於冷氣房，室內常維持在攝氏二十八度。從外面進入室內不要立即冷卻體溫。夜晚就寢，不可整夜吹冷氣。

早上起床，整夜睡眠，因體內長時間缺水，會有虛脫缺氧現象，定要喝上三〇〇CC以上的好水，也可改善宿便。工作大量流汗後要飲用好水。

　　老年人由於中樞神經遲鈍，不知口渴飲水而引起脫水症。如果經常感覺口渴多尿，容易疲勞是糖尿病現象，會引起白內障、心臟病、腦中風、肝病、腎臟病等併發症。而尿毒由糖尿病所併發引起，尿毒導致腎萎縮衰竭，亦是身體內中毒症，亦是癌症的一種，多飲仍口乾舌燥，尿中惡臭，人卻日益消瘦，視力也逐漸地減退。

喝水有益睡眠

　　人睡眠一旦不足，會增加腦中的有害物質，食物是身體的營養源，而睡眠則是腦的養分。早上工作之前飲用一杯水，到下午三點左右空腹時，再飲用同量的水，這種飲用方式，能夠去除頭部的瘀血，促進全身新陳代謝，水對於神經系統的失眠症也具有卓效。白天大量飲水，要去除白天的體熱，到了夜晚，產生睡意，睡前飲用一杯好水，有益睡眠。

多喝好水可治便秘

　　女性比男性的便秘患者佔多數，由於女性脂肪較厚，腸的運動無法順暢地進行，又缺乏運動，導致便秘，造成皮膚乾燥、面皰、生理不順等頭痛肩膀酸痛與腸癌。因為便秘會使腸內產生有毒物

質，污染血液，會對腎臟、肝臟、心臟造成負擔，對消除便秘而言，常喝好水，最具自然治療效果。

國人有百分之九十都患了便秘。便秘不但是造成風濕關節炎的直接原因，也是引起其他疾病例如大腸癌的重要生理因素，食物進入口中後，應在十五個小時內排出，每兩三日方排便一次的人，則患嚴重便秘。便秘的原因可歸納為下列五種：每日飲水量不足、錯誤的飲食方式、運動量不夠、錯過自然排便時間、精神緊張。

我們的身體雖然不斷在製造有毒廢物，只有水能夠溶解這些廢物，或由腎臟，或由大腸，或由皮膚，或由肺臟，將之排出體外。我們每日所喝的咖啡、茶、可樂飲料、牛奶、湯等，都不是身體所需要的水，成年人每日需要喝五至八大杯清水，方能使大便柔軟，易於排泄。

纖維素只存在於水果、蔬菜與穀類中，它本身不被消化，也不被吸收。它的功能是吸收大量水份，使大便蓬鬆，有幫助大腸蠕動，以利排便。如果又少生食新鮮蔬果，那麼定會造成便秘。運動可以促進大腸蠕動，以利排便。戶內工作者、腦力工作者，體力勞動量不足，如無適當運動，自會使便秘情況更形惡化。

多攝取水分，防癌慢性下痢

早上起床時開窗，飲用一杯冷水，使空乏的胃部清醒刺激腸黏膜，促進蠕動，加入少許的蜂蜜，尤其具有效果。在飲食方面，儘

量以穀類為主食，充分咀嚼，要控制肉、蛋、牛奶等，動物性蛋白質的攝取，多吃纖維含量較多的蔬菜、水果、海藻、豆腐等，要多散步運動。

腸胃一旦出現下痢時，服用止瀉藥，非是究竟，因食物中毒所造成的急性下痢，是為了要將有害的菌體排出體外，而產生的防衛反應；若以藥物加以制止，使得有害物質一直殘留於體內，反而會導致症狀的惡化，任意地服用止瀉藥，不如多攝取水分，一旦下痢時，很多人都會控制水分的補給，可能會招致脫水症狀，使得體力消耗，胃腸較弱有慢性下痢的人，絕對不可攝取牛奶、肉、蛋、油炸食品、咖啡、紅茶及抽煙喝酒。

多數人早晨喜歡賴床，頭腦昏沉，動作緩慢，這種「低血壓症」的人，調節平衡障礙，會出現暈眩、疲勞等症狀。血壓較低的人，早上起床後應飲用三○○CC的水，令消化器官獲得舒適的刺激，可促進新陳代謝功能，使睡意全消，精神振奮。

飲用一杯好水，可平靜心情，預防結石

人在憤怒煩惱，心情無法平靜時，唾液的分泌會減少，令人口乾舌燥。此時飲用一杯好水，有平靜心情的作用。藉著冷水刺激腦部傳達神經，使得神經的亢奮得以鎮定紓解，壓力消除。尤其飲用好水，可溶解吸收天然鈣，而鈣具有鎮定效果。

人過度疲勞或營養過剩，攝取過多的動物性蛋白質、糖、澱粉

類的甜點和精製食品，少吃蔬菜水果，易罹患結石。蔬果纖維質對於便秘具有療效。在預防結石方面，需每日飲用好水，防止尿酸。將過多的膽固醇、鹽分、石灰分沖洗掉，則不易罹患結石。

飲用好水能美麗皮膚

殘害女性肌膚的因素甚多，例如抽煙、喝酒、喝濃咖啡、吃油炸食物、常處在冷暖氣房、污染空氣、不當使用化妝品、工作壓力、長期憂鬱煩惱、肝臟機能障礙、晚睡熬夜、便秘等，錯誤的飲食生活習慣，皆是造成皮膚老化乾燥的成因。

好水中的天然礦物質成分，能夠促進皮膚新陳代謝，具有保持肌膚潤澤的效果，每天洗浴時，能利用高度強大的蓮蓬頭淋浴，能夠促進全身血液循環，或跳入SPA水池中沖洗，經常飲用礦泉水泡的綠茶，或將礦泉水置於冰箱冷藏庫中，用紗布包住礦泉冰塊，藉此以敷臉，皆具有美化肌膚的效果。

飲用好水能強化胃腸功能，增強免疫功能

在大自然中，有七位名醫，即是空氣、日光、食物、休息、運動、精神與水，我們的疾病已經不再是感冒、結核、天花、腸病毒，這些由外部侵入的病原菌所造成的疾病了，而是由於體質異常所引起的過敏、文明病、癌症、精神性疾病等，皆因免疫功能減退所引起的。而能於早上起來喝一杯好水，能刺激胃液，促進早餐食

慾，抑制空腹感，愉快的刺激，由胃擴及於全身，使每個細胞都充滿活力。

　　水能夠促進新陳代謝，藉由尿液或糞便，能夠順暢地排出老舊的廢物。水能夠控制體溫，調節機能，是人體內酵素分解消化系統不可或缺的元素。要治療疾病必須提高身體自然治癒疾病的免疫力與抗體，才能產生預防疾病效果，並藉著補給蛋白質、礦物質、維他命等營養，增強免疫功能及抗體，達到強身治病之效。

長期飲用好水能令人健康又長壽

　　生態學研究列舉了健康長壽的七個條件：一、水、空氣的品質極佳。二、氣候稍微嚴苛。三、勞動稍微辛苦。四、壓力較少。五、不能夠大食。六、沒有美食。七、攝取較多的蔬菜。

　　人若能長時間飲用潔淨礦泉水，也是長壽的主因。當身體長期缺乏礦物質時，會造成文明病，如高血壓、中風、糖尿病、腎臟病、心臟病、腦血管疾病等。

　　在世界有三處著名的長壽地區，巴基斯坦的芬芝、蘇聯的高加索與厄瓜多爾的畢路卡邦巴，此三地區的百歲人瑞最多，一百歲以上者，還能騎馬奔馳，身體健朗。長壽村人的每日攝取熱量少，食物絕無人工添加物或化學物質，都吃新鮮低熱能的植物性食物及蔬果，不攝取動物性食物，幾乎不吃鹽與糖。每日飲用大高山脈所湧出的天然礦泉水，是健康長壽的理由。

一份「好水」需具備下列幾個條件：

一、清淨無污染：沒有細菌、病毒、重金屬、化學等污染。

二、含適量的礦物質。

三、含適量的氧氣。

四、PH8-9的鹼性水，好喝又健康。

五、小分子集團水。

水在高溫煮沸之後，氧氣會蒸發不見，能量也會降低，因此建議飲用合格「鹼離子水整水器」濾過的活水而少喝開水。

農藥水的認知

依農委會統計，國人每年每人平均吃進五公斤農藥，數量驚人，也是造成國人每年得癌人數暴增的原因，故對農作物的農藥過度使用，大眾應加強防範，以減少農藥之侵害身體健康，並預防癌症的產生，茲分析農藥之毒如下：

系統型農藥：農藥溶於水，噴灑後，植物從根部或葉面吸入，隨著水分之流動，散佈整株，變成一棵有毒植物，於是昆蟲吃了菜葉便中毒死亡，此類農藥殘留於植物中，是難以清洗的。

觸殺型農藥：此農藥噴灑後，黏附在植物葉面，便中毒死亡，因不溶於水，故雨水不易沖脫，此類農藥想用清水洗掉，亦不容易。

化學肥料：它可加速植物長大，使植物虛胖，但是由氮肥所養

大的蔬菜吃進身體，卻會變成胃癌的凶手。而土地漸被酸化，終成種不出植物之廢地，吃了這種含化學物的蔬菜，等於吃癌物質一樣。

有機蔬菜：一、安全無毒。二、健康營養。三、味美清甜。

多吃有機蔬菜水果，可預防癌症、肝硬化、腎臟病的發生。雖然有機蔬果價格昂貴，但健康更昂貴，少花點醫藥費，就足夠長期購買有機蔬果來換回健康了！

治癌的第三條路

一、常聽優美柔和音樂或念佛誦經，可防治現代文明病及癌症

醫界和音樂界曾合力研究過，用音樂來治療疾病，不同音樂有不同療效，當人放開心情，全身放鬆又專心地念佛誦經或聽優美柔和音樂，呼吸會得到適度地調節，細胞可得到大量氧氣，精神獲得紓解，而念佛又比一般音樂更有療效，在念佛當中又可得到佛光加持，身心靈自可達到治療的功效。

而科學研究報告顯示，人在喜悅的時候，腦中會分泌一種安多芬Endophins的化學物質，這種化學物質可以增加體內T細胞（淋巴球），戰勝癌細胞，生氣時會產生和毒蛇毒液相同的毒素，故心念

改變，身體物質亦會改變，可知心念之功能，而念佛或聽佛號及優美音樂，易使心常處於定靜法喜狀態，身體常製造免疫力物質，自然達到健康防癌抗病的效果。故念佛是最佳健身治病良藥。

音樂可治療現代文明病

　　孕婦常聽優美柔和音樂可促進胎兒正常發育，產婦可減輕疼痛，可使乳汁分泌量增加百分之二十，可促進兒童智力發展，腦部發育好，智能較佳，美國阿特拉斯博士發現三十五名世界已故音樂家，都較長壽。

　　聲音的根源在振動，而人體本身由大量振動神經系統所構成，如心跳、腸動、胃腸收縮、聲帶振動皆有特定頻率，當外界頻率振動作用於人體後，身體有關部位立即產生共振現象。常受音樂薰陶，對增強神經系統功能，調節大腦皮質有益，促使人體分泌有益健康的生化物質，增強消化機能，使唾液消化液分泌增多，可使血壓心律維持正常。

　　音樂可使人道德高尚，人體的音樂腦位於左側，左腦又是控制情緒感情意識的地方，常聽悅耳的音樂，能使我們處事平和、友好待人。

　　西漢史學家司馬遷說道：「音樂可振溫血脈通流精神而和正心也」，音樂是兼具心理及物理治療新方法，優美音樂不僅能陶冶氣質和修養，亦有益健康。

　　但靡靡之音令人意志消沈，不和諧音樂，使呼吸和脈搏加速，血壓升高，噪音導致高血壓心跳加快，失眠、耳病。

　　熱門和搖滾樂，對健康有不良影響，紐約名醫戴蒙德發現音質高，節奏狂熱曲調會破壞心臟血管自然平衡，造成心臟機能減弱。免疫力衰竭容易感染疾病，常聽古典音樂，人的心律較為正常穩定，精神舒暢，情緒緩和。

二、身體發熱治癌法

　　常洗熱水澡，每日浸泡熱水至少一次以上，溫度得保持四十度以上，越熱越好，以熱度將體內毒素逼出體外，促進血液循環，使血液充滿氧氣，血酸、尿酸，體內酸素排出體外，百病自然消除。泡澡之前得喝一杯小麥草或蘆筍汁加蜂蜜最佳保命飲料。此種熱療法，歐洲人常泡，治病效果甚佳，但要持之以恆。

　　知名的法國細菌學家諾貝爾獎得主羅沃夫博士在多次的實驗中證明，發熱的確是靈丹，能治療許多絕症。在歐洲的生物醫學診所中，人工發熱通常採取高溫浴方式，成功地用於治療風濕疾病、皮膚病、失眠症、關節炎、以及癌症。西德癌症專家艾塞爾醫生說：「人工發熱在治療許多疾病方面具有最大效力，包括癌症在內。」請注意這項聲明是由世界首席癌症專家所發表的！

　　一九三二年，一位奧地利婦女瑪利亞‧席倫茲寫了一本不尋常的書──《絕症有救》。席倫茲浴法受到科學實驗，其後並為更多大

學醫院採為標準療法。現在歐洲普遍採用席倫茲高熱療法,西德首席生物醫學大師塞貝爾教授證實說,席倫茲浴法確實治癒許多絕症。

治療前,至少兩個小時以內不應進食,且排空大小便。浴缸愈大愈深愈好。開始時水溫應為攝氏三十六度左右,浴缸水溫增加到攝氏三十八度或三十九度,稍後更提高到四十度或稍高,這要依病人的反應而定,治療的時間約為一小時。

三、避免癌症最佳的方法,就是常喝溫開水;常食冰冷食物或虛冷體質者,易得癌症

看過中醫的人一定都有被醫師交代過,忌吃冰冷食物,吃冰胃會非常不舒服,令胃急速收縮及胃寒,影響胃正常分泌,而導致胃潰瘍、胃下垂,嚴重消化功能障礙,無法吸收營養,而發生營養不良、抵抗力降低、身體消瘦,故十個瘦者九個愛吃冰冷食物。

有一位治癌專家說:「避免癌症的最佳方法,就是一年到頭都喝溫開水。」我們的身體必須消耗極大的能量,才能將喝下的冰飲料溫暖至正常體溫(攝氏三十六度半),如此一來整體的免疫力自然遽降了。所以如果你常喝冰飲料,建議你,將飲料退冰半小時或改喝常溫白開水。

鄭文友醫師研究中醫治癌的根本「人體氣象學」的獨特驚

人理論

　　聞名大陸治癌專家鄭文友醫師在他所著的《中醫治癌之光》一書中提到：「癌細胞在血、津液裡發生量的多少，是根據人們不同的健康水平，也就是根據人體氣象變化、冷暖趨勢長短所決定的。人體氣候處於陰雨連綿的時間持續得越長，元氣也勢必越來越衰弱，推動運行中的血、津液速度必然逐漸緩慢，在人們的健康水平處於血、津液寒凝，運行速度緩慢狀態時，一旦發生了盛怒、跌打、過勞、過悲、過喜、過驚、憂思、震動等特殊矛盾的時候，則氣血運行就在人體的不同經絡部位升降循環受阻，這一受阻部位就會凝起一個凝結核，從此，津液不斷地依附於凝結核上，從而逐漸形成為癌腫胚胎。」

　　「由於寒氣不斷地襲擊，津液不斷地輸送，胚胎也就不斷地增殖。其增殖的時間越長，癌腫的面積越大，所散發出來的寒氣（放射症狀）也就越盛。它衝擊著靜脈，壓迫著神經，因此也就產生了難以忍受的劇烈疼痛。由於人體元氣不足，在處於陰盛陽衰的持續狀態下，癌腫裡進不去陽氣，癌腫在人體中相對地來說，就變成了一個極寒缺氧的地帶。受到這個地帶的寒氣影響，人體氣象就處於持久的寒冷趨勢，如果這一趨勢長時間得不到改善（由冷變暖），人體細胞就如同大自然土地上的禾苗遭受霜凍之害一樣，由萎縮而死亡。」

癌症患者皆消瘦，喜暖而畏寒，手足冰涼，易感冒

因此，癌症患者皆消瘦，喜暖而畏寒，手足涼易感冒。死亡前，口腔內細胞層層脫落，這時人體的氣候已下降到由霜降到冬至滴水成冰的季節了，至此，患者體內津液完全凝結，人體細胞完全變為癌細胞，終於出現大汗亡陽（汗冷如冰）之後而往生。

腫瘤組成的物質究竟是什麼呢？鄭醫師認為，它是由於人體氣血寒凝，長時間得不到改善所致，如同大氣層中冰雹的形成那樣而形成的。它的物質是「寒痰」停留在人體不同經絡部位而逐漸形成了的腫塊。它為患作亂的病理是由於阻滯了氣血的正常流通，壓迫了神經，從而對人體各個器官產生了連鎖反應（不通）而造成病患者的死亡。

鄭文友醫師以傳統醫學理論為指導，通過廿多年臨床實踐研究。對癌細胞的病因研究結論是：癌細胞不是老毒家的後代，而是老寒家的後代。因此，它不姓（性）毒、而姓（性）寒。腫瘤物質組成是由於氣血寒凝而形成，與其說它是個「痰瘤」還不如說它是「寒瘤」癌腫捫之如石，在溫化後原來是一潭死水。

鄭氏治癌法以傳統醫學為理論指導，以中草藥為武器，治癒了大批癌症

因此，在治療措施上，必須跳出「病毒遺傳學」理論死胡同，

以標本兼治的綜合療法，施以溫補腎陽的「內熱療法」取代現代科學「放射療法」，施以「活血化瘀」的「疏通療法」取代現代科學的「手術療法」；施以增加食欲的「免疫療法」取代現代科學的「化學療法」。達到撥亂反正，扶正祛邪。使人體小天地撥開雲霧，使萎縮的細胞歸隊，讓陽氣上升，陰氣下降；讓陽光（命門之火）普照人體小天地。使萎縮的細胞歸隊，死亡的細胞還陽，對癌腫施以「雪中送炭」的治療措施。

根據「敵變我變」的戰術原則（用藥如用兵）篩選有效藥物，對症施治，治本之道要治腎，癌腫怕刀割、穿刺、拔火罐，喜溫暖、畏寒冷、怕曝曬，要投其所好，避其所忌，摸透它的脾氣。

總之，治癌之道必須採用內外熱療法，疏通療法和免疫療法。致癌的病因與「病毒學」關係不大，而與「氣象學」有重大關係。因此，鄭文友醫師主張創立一門新的學科「人體氣象學」來研究防治癌症的有效措施，用現代科學來診斷，用傳統醫學來治療，對攻克癌症才有光明前途。

四、常保持生理心理平衡健康

多運動、早睡、常保心情輕鬆、愉快，勿看電視、勿常打電腦，防輻射侵害，室內裝空氣濾清器，保持新鮮空氣。要常保持平靜心情，切勿長期苦悶及過度煩惱，因癌症者的共通性，就是多苦惱憂鬱者或脾氣暴躁者居多。

當人心情處於忙碌或苦惱、暴躁時，會影響肺部正常呼吸，變成呼吸短促或半停頓狀態，致使體內無法吐出髒空氣，久之體內就累積過量污濁空氣，導致細胞缺氧而產生癌病變，拜佛可令呼吸順暢，排出體內廢氣，吸收大量氧氣，活絡細胞，抑制癌細胞 可強身治病，健康又長壽。若長期苦惱不解，一切方法無效，只有等待死神召喚！

五、虔誠度的宗教信仰，要多放生

　　要有虔誠度的宗教信仰，信佛者，得每日禮拜「藥師琉璃光佛」一〇八拜、持誦藥師咒早晚一〇八遍；平時要多念佛拜佛，聽經聞法；信耶穌者，常至教堂禮拜，常作禱告；無信仰者，皆得常放生（買海魚放生為佳）。定有防治癌症的不可思議功效。

這是真人真事的故事，女醫師得了嚴重骨癌，放生三個月而痊癒

　　加拿大溫哥華有位洋人女醫師，罹患最毒的癌病毒骨癌，生命剩三個月，受一位高僧指點，要她每日放生一百隻生命達三個月，並禁止食肉喝酒，於是女醫師每日跑到溫哥華魚港買了一百隻魚蝦放生。經三個月之後，癌症竟然不藥而癒，醫院的醫師直嘆不可思議，也震驚了溫哥華醫學界，當地新聞雜誌曾報導此事。

　　而女醫師癌治好後，又放心開始吃肉喝酒，完全忘記過去的教

訓，結果不久又得了乳癌，她又趕快去找此位高僧指點，高僧還是指示她，要每日放生一百隻生命，不可吃肉喝酒三個月，經三個月後，乳癌又神奇地消失了，這是真人真事的故事。可見放生功德殊勝無比。

所以，罹患癌症者，千萬不可再吃肉，並要多放生吃素，修行拜佛念佛，倚靠宗教力量，定有神奇的治癒之效，絕非虛言。

罹患癌症是為因果病，得依修持佛法化解，否則仙丹妙藥亦難治，故每日早晚得禮拜「南無藥師琉璃光佛」一〇八拜，誠念「南無阿彌陀佛」一萬聲，迴向累世冤親債主，災病消除，並長期布施行善，最重要得常常放生，此法治癌特效靈驗。

六、念佛拜佛可增加免疫力，防治癌症，健康長壽

時常念佛拜佛不但可預防高血壓、中風，還可防治癌症。若能如法禮拜，不到幾下就會讓人汗流浹背，排除體內毒素。體內毒素一旦降低，自可治癒癌症，拜佛之後的感覺，可令人法喜充滿，全身舒暢無比，達到拜佛念佛兼治病強身功效，可謂最佳的運動與氣功，非常殊勝。因精神與肉體同時得到最大的舒放解脫與強化。

拜佛可強健骨骼，防治關節炎、骨刺、心臟病及高血壓

拜佛除了可以促進腦部功能，增長智慧，開發覺性之外，還可以治療全身的酸痛，如骨刺、神經痛、五十肩、神經病痛，拜佛具

有醫療脊椎神經痛，強化內臟功能，增加細胞帶氧量，現代人精神緊張，壓力又大，全身肌肉神經緊繃，又缺乏運動，長期坐臥，造成脊椎僵硬，難以彎曲，拜佛時，頭很自然頂著地，可將脖子脊椎一節節拉開，手腳膝蓋重複地一彎一直，使各關節得到鬆弛，活絡背部整條頸椎神經及關節部位，自可防治骨刺、關節炎、神經痛。另外又可調節心律血壓，預防心臟病及高血壓。

通常大家會搞不清楚神經病與精神病有何差別，神經病的英文是neuropathy；精神病的英文是psychosis，兩者不同。精神病即我們常說的發瘋、精神失常、精神失調、精神分裂等；而神經病是指體內神經攸關的病痛，如牙痛、頭痛、坐骨神經痛等神經是肉體方面的疼痛。拜佛不但可以治療精神病，讓人精神統一、頭腦清明、記憶力提升，不會老人癡呆，還可以治療全身酸痛、骨刺、五十肩。

師父在開示中曾提到，從這幾年蓮社的服務記錄表中，可以看出國人罹患癌症的比例，平均每四人之中有一人。這種比例實在太高了，也可以說癌症是目前死亡的第一殺手；第二名是中風，六人之中有一人；第三名是心臟病，七人之中有一人。這是從我們每個月亡者助念服務表中所統計出來的結果，資料的參考價值非常高。這樣的事實值得大家注意。

何謂十句佛號氣功式拜佛法

　　現在師父就要告訴大家十句佛號的拜佛方法：要不急不徐，讓心完全投入在拜佛的三昧當中，如此拜佛功德無量無邊，可消無數無量劫罪。攸關拜佛的功德，師父都有記載在《中國生死書》的第二一八頁當中。十句佛號拜佛，是每一個動作念一句佛號，拜下去再起來，剛好是十句佛號，讓你皆無其他念頭的空間，一個動作一句佛號，拜下去前吸大口氣，拜時念十句佛號剛好把氣用完，這叫氣功拜佛法。

　　這種拜佛的功德，意涵就是拜佛時，一拜一起、一吸一呼間，透過呼氣將體內的氣排出，讓我們全身肌肉神經全部放鬆，身心靈達到統一的境界。也因為拜佛動作依照血液動力作用，使得體內的血液很快的回到心臟，讓體內每一個細胞都能得到豐富的氧氣，讓每一個細胞皆沐浴在法喜當中。

拜佛的法喜

　　拜佛的法喜不是賺到錢或金榜題名或洞房花燭夜的那種喜悅，這種法喜可以滲透到心靈深處，是一種無法形容的喜。世間的喜無法真正深入內心，且總伴隨一份憂愁，怎麼說呢？比方一個人經過風風光光的結婚儀式，表面上是歡喜，但是，打從洞房花燭夜那一刻起，就應該知道，從今以後不再是自由自在一個人，馬上得面對的是一份責任的開始，也才知道自此以後，不再是青春年少，奔放自在的豪情都消失了，當下就得承擔這份伴隨而來的責任，歡喜何

來？這樣的歡喜總隱隱約約含帶著隱憂了。

而人一旦擁有豐富的錢財，開始要煩惱如何運用這些錢，放在銀行擔心利息過低；投資怕被人倒債；買股票怕股價下滑，每天陷於不安中。世間的歡喜就是這樣，只是短暫一時的，其中都含帶一份憂愁的成分在裡頭，所以世間的歡喜都無法圓滿。只有法喜才能充滿，因為法喜是無雜質的，是完完全全沒有任何的憂愁，就只有歡喜，這種從「法」當中得到歡喜，就叫法喜，無礙無染，假使歡喜不圓滿，就不叫法喜。

所謂禮佛一拜，滅罪河沙。佛說禮敬諸佛，可消五逆十惡重罪及累世罪業，試想：只要拜佛，即可消除累世重罪及五逆十惡罪，世間最重的罪就是五逆十惡罪：殺父弒母、殺阿羅漢、出佛身血、破和合僧，這麼重的罪都可消除。所以，拜佛不僅能強身治病，還能增加智慧、消除業障，這麼多的好處，請問大家是否要拜佛？

自己若擁有智慧，出世間入世間之事，皆可圓滿如願。若對治世間諸事都不圓滿，無法如意，則不是用智慧在處世。此即為何求智慧首要「禮敬諸佛」。

此外，拜佛還有許多規矩，拜佛之後要念一遍迴向文，還要三皈依，再迴向個人，這些程序，師父會把它整理出來，印給大家，這是佛在經典內的規定。一般寺廟拜佛可能程序有所不同，不過師父是全部依經典所示，教導大家，再加上師父教大家的十句佛號拜佛，一定讓大家拜得功德圓滿，智慧增長，健康長壽，世間一切事

情皆如意吉祥。這是師父講的求智慧的法門，第一點禮敬諸佛菩薩。

佛為首迦長者說業報差別經（阿含部上）

若有眾生。禮拜諸佛。得十種功德。

一者得妙色好聲。

二者有所發言人皆信服。

三者處眾無畏。

四者天人愛護。

五者具足威勢。

六者威勢眾生，皆來親附。

七者常得親近諸佛菩薩。

八者具大福報。

九者命終生天。

十者速證涅槃。

若有眾生。

一心念佛。

得十種功德

一者消除睡眠。

二者天魔驚怖。

三者聲遍十方。

四者外聲不入。

五者三途息苦。

六者勇猛精進。

七者諸佛歡喜。

八者念心不散。

九者三昧現前。

十者往生西方。

對腫瘤癌症患者的禁忌與建議

禁忌：不抽煙、不酗酒、不食肉、不食油、不食炸、不食烤、
　　　不吃糖、不吃鹹、不冷食、不驚恐、不急躁、不暴怒、
　　　不煩惱、不曝曬、不拔罐、不受涼、不感冒、不勞累、
　　　不熬夜、不禁便、不穿刺、不開刀、不化療、不輸血、
　　　君不信、定惡化、實踐中、驗真理。

建議：多食菜、多食果、多食穀、多食藻、多食醋、多喝水、
　　　多綠茶、多洗澡、多便便、多笑笑、多運動、多聞樂、
　　　多聽經、多念佛、多拜佛、多打坐、多行善、多放生、
　　　君若信、定健康、又長壽。

提倡多笑，對癌症治療上的作用

笑，能激起內分泌系統積極活動，可提高免疫功能；

笑，能加強心臟搏動功能，促進血液循環；

笑，能鬆弛肌肉，促進津液升降灌溉肌膚，可減輕消瘦；

笑，能刺激大腦產生兒茶酚胺，可緩解放射性疼痛；

笑，能消除恐懼心理，提高抗癌鬥志與信心；

笑，能使五臟六腑得到體育鍛鍊。

前段已提過，人在喜悅的時候，腦中會分泌一種安多芬 Endorphins的化學物質，這種化學物質可以增加體內 T 細胞（淋巴球），戰勝癌細胞，生氣時會產生和毒蛇毒液相同的毒素，故心念改變，身體物質亦會改變，可知生氣與笑的心念之正負功能，對身體之健康及免疫力有多大之影響，故常保持愉快的心情，是最佳健身治病抗癌良藥。

多聞草花香，可增強免疫力，而達到防癌抗病的效果

常至郊外踏青，多聞草花香，可達到開竅醒腦，刺激腦下垂體活絡作用，可產生安多芬，增加體內 T 細胞，增強免疫力，而達到防癌抗病的效果。所以，室內要多養植香花香草，日夜多燃聞香，香草、茶葉枕下多放，白芷、細辛多聞。

易產生高度致癌的食物

一、用烤的玉米、香菇、魚肉、火腿、香腸不能吃，含劇毒的肝癌物。

二、過期的食物有黴菌、黃麴毒素，易致肝癌，定要吃新鮮食物。

三、牛排、魚排、雞排、香腸、熱狗、火腿都是高度致癌物。

四、烤的食物，有焦的部份都要去掉，很毒。

五、莖類的植物，如馬鈴薯，發芽就有毒。花生含黃麴毒素，癌症者不可吃。

六、油炸的食物絕對吃不得，炸的油條、臭豆腐、薯條、鹽酥雞等含多種高度致癌物。

七、抽香煙同時又嚼檳榔，則致癌毒性越強。

半熟的蛋要致命

美國政府規定，今後廠商要在蛋盒上貼警告標籤，提醒民眾：雞蛋當中含有有害細菌，會造成嚴重疾病，一定要把蛋黃煮熟再吃。美國Whilenall大藥廠最近在一個對蛋的養分研究中發現，蛋中含有對人體有害的細菌，會造成嚴重疾病。

注意下列飲食原則：

一、兩餐間吃水果，飯後不喝茶、湯。

二、煮菜不加鹽、味素、白糖，勿用油炒。

三、無論動植物油，皆會使細胞分裂成癌。勿常食油。

四、馬鈴薯、茄子有毒，癌症勿吃。

五、菇類物要少吃，花生有黃麴素，癌症者絕不可吃。

六、勿用微波爐、烤箱煮食物，有毒。

七、勿用鋁鍋炒菜煮湯，可用鐵砂鍋或瓷鍋作飯菜。

八、煙、酒、咖啡、可樂、沙士絕不可沾。

九、不可喝濃茶，現茶葉農藥重，得先沖泡一遍倒掉後，再沖第二泡喝。

十、常喝濃茶，易吃掉胰島素，得患糖尿病，糖尿病患者多喜喝濃茶。

十一、現中藥材都含有氧化硫，得先熱水沖泡一遍再煮食。

十二、不食含化學成份防腐劑的醬油、醬料、醋。市售的醬油、醬料皆含數種化學物。

十三、常生食有機蔬菜水果，攝取足夠的營養素增加抗體。但需先熱燙十五秒後食之。

十四、餅乾少吃，因多含化學膨鬆劑的致癌化合物。

十五、市售食品飲料，都含有煤焦油提煉出來的人工色素，具有高度致癌性質，少食為妙。

十六、市售醬菜及蜜餞，大都含有過量防腐劑，對肝、腎會造成極大傷害而導致癌症。

十七、喝酒越多，得到癌症的機率越大，尤其是口腔、咽喉、食道癌及肝癌。如為健康，每天不可喝超過五至十公克酒精。

十八、檳榔含亞硝酸胺物質，是引起口腔癌的重要因素，大部份口腔癌患者，都有嚼檳榔。

十九、吃花枝、魷魚，勿食紅蘿蔔，於胃中和會形成亞硝酸，少吃海鮮食物，含病蟲多。

二十、飲食原則，勿同時吃兩種不同類的食物，即吃菜同時，

勿吃水果。

喝酒容易罹患多種癌症

眾所知道，喝酒真的很傷肝，飲過量的酒。肝臟須花三個小時「解酒毒」，據專家研究統計，每天喝三十公克的酒精，約二瓶的啤酒、烈酒約五〇CC，持續喝上五年即可能產生肝硬化。喝酒對身體不益，但很多人存心與生命過不去，自願慢性自殺，卻無法自拔，等罹患癌症之時，就痛不欲生了。

據醫學報告指出，酒精在體內不僅傷肝，對於神經系統、大腦、心肌、腸胃消化及血液消化系統均有傷害。酒中的酒精是由肝臟來代謝，部份由小便排出，長期飲酒會傷害肝臟的排毒功能，而產生脂肪肝、肝炎、肝硬化、肝癌等，經常飲酒會造成心臟擴大、心臟加速衰竭的不良後果。

長期喝酒會導致鈣質的流失，有飲酒習慣的人要隨時補充鈣質、維他命B₁及β胡蘿蔔素。β胡蘿蔔素可減少血中的膽固醇，預防脂肪肝發生，可常食橘紅色系蔬果，如甘藷、木瓜、芒果、南瓜、胡蘿蔔、紅蕃茄、杏桃乾；綠色系的茼蒿、油菜、菠菜、蘿蔔葉等蔬果中，若要解酒可服糙米醋。

罹患各種肝炎、癌症，心血管疾病、心臟病、腎臟病、高血壓者，千萬不可喝酒，因酒精會令體內毒素迅速延竄各器官組織，毒化各器官，並加速氧化正常細胞，使癌症更加嚴重。經常酗酒，會

罹患多種癌症，如口腔癌、食道癌、胃癌、肝癌、胰臟癌、卵巢癌、膀胱癌、尿道癌、約佔癌症三分之一。其實喝酒，並不能消愁，反倒是，藉酒消愁愁更愁，為了生命及健康，以及一家人幸福著想，酒還是儘量少喝為妙。

抽菸易罹患咽喉癌、肺癌、食道癌、肝癌、胰臟癌、膀胱癌、尿道癌

估計三分之一的癌症死亡病例是抽煙引起的，抽煙者得到癌症是不抽煙者的二到四倍。全身各器官的癌症與抽煙密切相關。國家衛生研究院發表，吸菸會造成身體上的傷害，不只是肺癌及肺臟疾病而已，若吸菸過量，可能會導致泌尿道癌、消化系統癌症、心血管疾病等。隨著吸菸量的增加，上皮細胞發生異常的頻率提高，罹患癌症危險性因而上升。

根據行政院衛生署公佈，九十年台灣地區十大癌症死因中，消化系統癌症佔其中的一半。根據文獻報告，吸菸會增加一‧八至二‧四倍的食道癌；一‧三至一‧六倍的胰臟癌；二‧五倍的肝癌，消化道癌的發生率會逐漸增加。

一項由英國醫師所做的研究發現，吸菸量很大的中年男性，因為上呼吸道癌症、肺癌及食道癌死亡者，是不吸菸者十五倍以上；胰臟癌及膀胱癌的死亡率，是不吸菸者的三倍；這些長期性吸菸者中，有五成以上會死於與吸菸相關的病變。

二〇〇〇年全世界癌症發生數的估計中，胃癌佔一成，排名第二位，其中男性發生率一成一；女性則未達一成。男性發生的機率比女性高，約是二：一，危險因子包括吸菸工作環境的曝露。

　　由於菸草含有四八〇〇多種化學物質，研究顯示其中有六十九種可能會有致癌成分，因此吸菸被認為是口腔癌、咽喉癌的重要因素，吸菸會增加罹患上述幾類癌症的機率，即吸菸量愈多、濃度愈高、時間愈久，罹患口腔癌、咽喉癌及各種癌症的危險率愈高。

長期使用手機，容易致癌

　　長期使用手機可能會致癌，當手機在收發訊號時，是利用高頻率的波來傳遞的，人體由微粒原子所構成，每個原子皆有能量，如能接收入射波，就會吸收能量，而導致傷害細胞。

　　手機勿掛在身上，最好放在背包，手機越小，輻射越強，最好用耳機聽，使用手機時，腦細胞溫度會上升一·五度，腦細胞中的基因會壞死，除非必要，還是少用手機，行動電話掛在左腰比掛在右腰為安全，因左側的器官較少，右腰除腎臟外，還有對電磁波耐震性不強的肝臟，掛右腰對肝臟傷害較大。

　　手機收訊越強，代表來源電磁波越強，尤其強調在電梯、地下室、隧道都可收到訊號的手機要特別小心。當電磁波要穿透電梯殼及地下道等鋼筋水泥障礙物，再傳輸到手機，需特強的磁波，這種無形的力量對人體免疫力傷害很大。家裡的市內無線電話，也都有

電磁波及輻射的產生，在家裡應少使用無線電話機通話。

　　使用手機，一天通話時間勿超過四分鐘，因手機通話超過四分鐘後，訊號就會逐漸增強，更勿在微波爐前或電視機前使用手機，所受的磁波傷害，將是平時的十倍。當手機響時，微波爐會自行啟動，一般防磁波貼片，事實上是沒有效果的，因無電磁波訊號，手機就無法接收訊號，當手機上有防磁貼片，但是通話還很清楚，表示電磁波還在，故無事時還是少開機為妙。

　　施敏先生是美國豪微米元件實驗室主任，是大哥大四個發明人之一，他再三的強調手機的危險性，他引用美國目前研究的數據。人類如處在2mG（毫高斯）就有不良的影響，當場示範使用手機，所用的微波範圍還在20000Hz或更高，這是通話中所量的波能，更別提是在接通中了。他並舉一個在日本的朋友為例，說他每天跟女友用手機聊天超過八小時，經過三天就掛了。

　　施敏教授又做了一個實驗，就是用耳機來講手機，在耳機旁所接受到的電磁波是10mG，所以他強力的建議，千萬不要使用手機來談情說愛或聊天，有急事才使用手機，最好不要超過四分鐘，而且最重要的是，一定要用耳機，不用耳機接聽手機，簡直是一種慢性的自殺行為。

不要站在雷射印表機旁

　　現在擁有雷射印表機的電腦族也愈來愈多了，使用雷射印表機

列印時，會發出「異味」，不要小看這味道，吸多了可是會有害身體健康的。

雷射印表機列印時，會加熱碳粉，讓碳粉微粒受熱與紙張附著，碳粉加熱就會產生臭氧，長期吸入臭氧會對身體產生肺、支氣管等慢性疾病，嚴重時會導致肺水腫甚至休克症狀。

雷射印表機應該放在通風處，不要在印表機旁等待列印結果，靠太近就會吸入臭氧。除了雷射印表機有臭氧問題外，使用碳粉的影印機也會產生相同的汙染質。而且效果類似於氣態(或懸浮子)輻射傷害，首當其衝的便是「肺癌」。

素食者得癌的十大主因

素食者罹患癌症人數越來越多，對長期素食者，師父於書後提出數點意見：

一、不要再採買一般蔬菜來煮食，因現蔬菜都含過量的農藥且營養素少，這些農藥已滲透蔬菜內部，根本無法去除，一定要採買無農藥的有機蔬菜煮食，但每餐之量不須吃多，你吃一斤的有機蔬菜營養，勝過三斤的一般蔬菜營養，但你所花費的菜錢並無增加，而且健康營養又無農藥毒害。

二、吃食有機蔬菜，本是要生吃，較有營養，但有機蔬菜中，

往往含有眼睛看不見的細菌、昆蟲及糞便，清水是洗不掉的，故不可生吃。蔬菜洗淨後，一定要於滾沸中的熱水，先燙二十秒鐘後再食用，不可燙過久，以免營養流失。師父曾於日本營商多年，看到日本人平時三餐飲食量很少，卻營養充足，因他們大都生吃，故人人臉色紅潤，皮膚細嫩，日本人要像台灣人這種大吃大喝的吃法，是吃不起的，因日本食物很貴的。

三、蔬菜、素料不可再使用植物油來炒，油一經過熱，定會產生致癌氧化脂酸， 師父跑過全世界各國，只有中國人及台灣人用油炒菜吃，菜不要油炒，這種事情，任憑師父怎麼勸導，大家就是不聽。植物油在國外，是用來作沙拉菜用的，是拌生菜用的，沒有人拿來炒菜的，真是愚癡又無常識。素食者長期錯誤觀念，都認為吃素沒營養，要多吃油才有營養。無論炒煮任何食物都是油膩膩的，導致吃素的人或出家人越來越多人罹患癌症、中風，真是可悲又可憐。正確食用油方法，是將任何食物蔬菜，先用滾熱水燙半熟後，再使用食用油攪拌來吃，可潤滑胃腸助消化，本書開頭曾提到食用油的成份與作用，對油方面的常識師父非常瞭解，曾參觀維力清香油工廠，張董事長親身為師父詳細說明油的成份及食用知識。若欲使用食用油炒菜，得使用較穩定安全的橄欖油，所含脂肪酸量少，熱炒時所產生的氧化物含量微少，但仍儘量勿使用油炒菜為佳。

四、千千萬萬勿購買再製素食料或罐頭素品來煮食，素食者吃食任何食物，記得要吃天然食物，勿吃再製二手貨，此為飲食大原

則。衛生食品局都已查出，市售的素食料，部份含有不淨的魚肉成份及化學物質、色素、防腐劑等，難怪素食者得癌人數越來越多。

　　五、眾多素食者，尤其老年人，喜吃醃菜、醬料或過鹹食物，含鈉量過高，除容易罹患腦血管病、高血壓、糖尿病、尿毒症、中風外，常吃鈉含量過多食物，容易致癌；常吃鹹物，會傷到腎臟，故現老年人腎臟衰竭死亡人數很多。

　　多食有機五穀糙米大麥，勿食精製的素食品，如白麵粉、白米、白麵條、白糖、白鹽、白木耳、白蓮子、紅色金針，顏色鮮豔透白的食品，或營養份少或多經過化學處理過，常食不益身體或容易致癌。

　　舉如：麵線、麵條，含防腐劑、福馬林、鈉過多；紅色金針用硫磺薰製，含過量氧化硫；太白粉作芶芡用，無營養有毒；燒仙草含致癌物的嫩精與硼砂；凡烤的、油炸的食物絕對吃不得，烤玉米、炸油條、炸臭豆腐、炸薯條、炸素鹽酥雞等含多種致癌物。馬鈴薯、茄子有毒，癌症勿吃；菇類物要少吃，花生有黃麴素，癌症者絕不可吃。餅乾少吃，因多含膨鬆劑的致癌化合物。

　　六、市售的醬菜、醬料、沙茶醬、辣椒醬幾乎都含有防腐劑及多種化學物質，鈉量超高，市售醬油就含有五種化學物，若再經熱炒更毒，要買天然釀造的黑豆醬

油，衛生安全，雖然價格貴一點，但一瓶可食用很久，醬油是用來沾的，不要拿來煮食，因含鈉量都高，不可多吃。

七、因素食者僅吃蔬果，較缺乏礦物質、維生素、脂肪，故可每日服用堅果食物，以補充礦物質、維生素、脂肪不足，可增強抵抗力及免疫力。堅果類，可食核桃、腰果、杏仁、松子、南瓜子、葵花子、葡萄乾、枸杞，一天一湯匙的量就夠，花費不多又營養。營養專家研究報告，長期缺乏礦物質維生素者，容易致癌。

八、素食者若要保健身體，可長期服食師父所指示的五種營養品——麥草、藍藻、蜂膠、酵素、果醋，就足以提供身體所須之營養及微量元素，增強體力，抵抗病菌或癌症的侵害。若長期服用者每天量不用多，花費也不高，即可保健身體。因我們長期接受外在環境的污染及食物的毒素，故必要長期服食這些保健食品，以增加抗體，免受癌病毒侵害，否則一旦年老體衰，器官退化或體弱時就易得癌。

九、飲用任何水，都要經過煮沸再喝。台灣的礦泉水含菌量高，四季酸雨的雨水豐沛，致台灣各地的任何一種水質，含酸量高；各地自來水中的含氟量過多，故飲用任何水質，皆須煮過再喝，為身體健康安全著想，免長期中化學毒害而致癌。

十、不可再喝飲濃茶、咖啡、沙士、可樂，就是一般市售飲料，亦少喝為妙，不是糖份過高就是色素過多，大都使用食用化學糖精或化學添加物，常喝會致癌的。要多喝日本綠茶，農藥少，較乾淨，多喝綠茶，可防癌症。台灣茶葉農藥都過高，有很多人喝茶而得癌症的，去問問醫生就知道，喝台灣任何一種茶葉，一定要先泡過一次，再喝第二泡茶，較為安全。

　　十一、出門騎車定要戴口罩，外面道路空氣非常骯髒，尤其進入人潮多的地方，二氧化碳過多肺部會中毒的，此即國人罹患肺癌人數最多的原因。在廚房煮菜、燒開水都要戴口罩，師父已在本書中提過，在廚房煮食一頓飯等於吸了五根煙，一天三餐，等於吸了十五根煙，易得肺癌。家庭主婦每日於上下班時間，門窗要暫時關閉，並使用空氣濾清器，因這段時間，是空氣最髒的時刻。

　　師父於台灣創設了多家正德中醫院，經常接觸很多癌症患者及多位得癌的出家師父與素食者，經師父長期問卷調查研究，並與多位本院醫師研究結果，發現以上所陳述諸多因素，即是素食者得癌的十大主因。

　　今天師父提供大家參考，希望吃素者，定要遵守以上規範，方能免除癌症的發生，不可輕忽，否則定會痛苦後悔，就如同師父數年來每次接見癌症患者，皆痛哭流涕的哭倒在地，悔不當初，都懇求師父要救救他們，真讓人聞之而鼻酸，心痛難抑，每提筆至此，師父內心都禁不住掉下眼淚，因為他們求救於師父時的那幕悲情，

永遠難以抹滅。

簡易實效防癌養生之道十法

　　年前雖於全國各地巡迴演講「治癌防癌養生之道」，但近日來仍常聞甚多在家弟子罹患癌症而往生，甚感心痛，實不忍心坐視發心護持三寶弟子常患重症往生。今整合分析本書諸多癌症飲食實驗理論，秉持眾生皆得康健不為惡疾所困之願，念茲在茲，願將多年研究癌症防治心得，供眾參考。已證實罹患一、二期癌症者，可依下列行持定可轉癒。如能持之以恆，凡罹患癌症、肝硬化、各種肝炎、其他重症皆能治癒！

　　一、常服天然酵素：因酵素能分解蛋白、脂肪、礦物質，有利體內吸收，增強抗體；酵素能破壞毒細胞之外膜，消滅癌細胞排出體外，要攝取天然酵素，得常吃木瓜、鳳梨、綠藻、海藻、藍藻、有機麥草汁，尤其蜂膠健身防癌效果奇佳，要多服用。蜂膠以巴西或澳洲生產者為佳，蜂蜜要純！（蜂膠是天然的消炎解毒劑，效果甚好，多食為佳。）

　　二、常食堅果類：增加體內礦物質、鈣質、蛋白質、維生素：如杏仁、南瓜子、葵花子、腰果、葡萄乾、枸杞生食或烘焙皆可，生食效果為佳！尤其要多吃杏仁！（礦物質可治癌，是醫學界

新發現）

　　三、常洗熱水澡：每日浸泡熱水至少一次以上，溫度得保持四十度以上，越熱越好，以熱度將體內毒素逼出體外，促進血液循環，使血液充滿氧氣，血酸、尿酸，體內酸素排出體外，百病自然消除。泡澡之前得喝一杯小麥草或蘆筍汁加蜂蜜最佳保命飲料。或喝一杯維他命Ｃ豐富的柳橙汁或檸檬汁，至少五〇〇ＣＣ。（維他命Ｃ是最強解毒劑，平時要多食用）此種熱療法，歐洲人常泡，治病效果甚佳，但要持之以恆。

　　四、常使身體保持暖和：有癌症體質病人，或身虛重病者，切忌喝冰冷水及吃冰冷食物，癌症病毒喜冰冷，食冰冷之物者較易得癌症及其他重病，故熱食為佳。

　　五、常食有機蔬菜水果：切勿再吃油炸、油煮、油炒之肉食等，所食之物皆需經煮沸熱燙過後再吃，既營養又安全衛生，無農藥化學殘餘物，要戒除酒、煙、咖啡等物。

　　六、常吸取清潔的空氣：勿呼吸外邊髒空氣，出門要戴口罩，家內可裝空氣濾清器，假日要常往野外山林健行爬山運動，多呼吸新鮮空氣增加細胞帶氧量，可強化抗體。

　　七、常喝乾淨的礦泉水：任何過濾的水，都得煮沸方可食用，較為安全衛生。

　　八、常保持生理心理平衡健康：多運動、早睡早起、常保心情輕鬆、愉快，切勿長期苦悶及過度煩惱，若長期苦惱不解，則一

切方法無效，只有等待死神召喚。勿長時間看電視、打電腦、打手機、防輻射侵害、保持新鮮清淨空氣。

九、常信仰禮拜：罹患癌症是為因果病，信佛者，得修持佛法化解，否則仙丹妙藥亦難治，故每日早晚得禮拜「南無藥師琉璃光佛」一〇八拜，常念「南無阿彌陀佛」，迴向累世冤親債主，災病消除，並長期布施行善，最重要得常常放生，此法治癌特效靈驗。信耶穌者，常至教堂禮拜禱告；無信仰者，皆得常放生（買海魚放生為佳）。

十、常喝養生茶：用枸杞子、黃耆、紅棗、黑棗、當歸、川芎、西洋參（花旗參），各少許，放在不鏽鋼溫水瓶內悶泡當茶飲，可增加免疫力、抵抗力，補血養氣，喝後感覺口渴者，可加菊花或麥門冬，此湯定要常喝。

除依照防癌十法保健身體以外，最重要得遵守最後一條鐵律，否則上列十法完全無效，亦即切勿再食用魚、肉、牛奶、蛋、五辛之物（韭、蒜、蔥、芥末、薤）、罐頭及各種再製二手貨食品，更勿抽煙、喝酒、咖啡、濃茶、可樂沙士，食用油不可熱炒或烤，直接拌攪在蔬菜中食用，蔬菜農藥多，切勿炒或煮，可用滾燙後拌油食用，市售醬油醬料醬菜皆含致癌化學物，不可食用，鹽勿食用過多。

若能確實遵行十法行持，初期二期患者，皆能治癒之！若三期擴散者，則依個人之造化與命運而定！但切記不可接受砍（手術）、

燒（化療）、下毒（西藥物）三種奪命三步驟，則上十法無效治之，亦不可亂服偏方、祕方，枉送性命。

以上皆是師父多年研究經驗所得，內含有頗深醫學道理，皆由世界有名治癌權威專家醫生所研究報告，平時依此十法保健，定能永保健康長壽，防治一切病痛，定有驚人之效果。願提供治癌十法，能治天下癌症眾生，無諸病苦。懇祈十方諸佛菩薩慈悲加持護祐，阿彌陀佛！

【後序】
編著本書過程的確辛苦　常律法師

師父編著本書，真是費工又費時，確實投入很多的心血與時間，不顧虛弱身體長時間受電腦輻射之傷害，秉持著悲心願力，戒恐戒慎，字斟句酌，剖肌分理，審慎編著，所參考中西書籍達二十本之餘，查訪食療成效顯著者達百人以上，歷時五年餘，終編輯成書，過程雖謂艱辛，內心充滿法喜安慰！

尤以書中所列舉防癌抗病療效顯著的麥草、藍藻、蜂膠、酵素、果菜醋等五種營養食品，非僅依學理論述，皆先經由師父本人及親近的出家及在家弟子多人親身食用多年，而獲得真實療效後，方編著於本書，全為寶貴之經驗，雖不似神農氏嚐百草之舉，卻有相等之胸襟，同懷痌瘝在抱之心，全不為著書而著書。

師父一生，從小操勞至今，未曾稍閒休息，積勞成疾，眾病纏身，身體未曾一日舒適，爾後，出家更抱持「寧願做死，不願病死」之志，凡事要求圓滿完美，令身體更加惡化，全身各個器官皆已敗壞不堪使用，全賴精神及營養食品支撐，一日不服，則隔日無力作勞，吾身猶如風中之燭，日落夕陽，秋樹之葉，甚為嚴重。

全國弟子孝心可嘉，令吾感動，常供養師父珍貴食品藥材，種類繁多。為求療效顯著食品，先以虛弱之身充當試驗，最是靈驗。

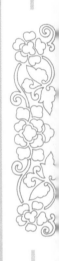

經服多年，發覺上舉五種食品療效，最為顯著，但仍不敢定論，則示囑正德出家弟子，長期同服五種食品，弟子們多年與吾胼手胝足，常年亦操勞過度，個個身體羸弱不堪，有罹患癌症、肝硬化、嚴重貧血、心臟病等等諸病纏身，經服五種食品皆獲得顯著療效，令吾信心大增！

數年來，每逢信眾有人罹患癌症、慢性重病，吾即教服此五種營養食品，皆能獲得療效，確確實實已治癒多位信徒之各種癌症及難治之重病，絕非虛言，出家人不打誑語，不為名利，僅秉持出家人慈悲為本，方便為門之法願，提供大眾正確新知、實證療效之飲食醫學知見，令大眾皆能脫離病苦之痛，則吾心願已足矣！

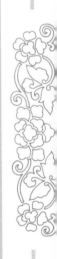

【總結】
天然健康的飲食生活習慣，
方是防癌治癌的不二法門

　　最後，師父要作一個重要的總結，縱使初期癌症者，經西醫開刀手術而痊癒者，若不徹底改變飲食生活習慣，數年之後，癌症必定再度侵襲，則難以救治。因身體一旦被癌菌侵入過，已成為致癌體質，若遇體弱或年老時，將再度罹癌，這是非常重要的觀念。

　　癌症就如小偷一樣，他會二次再度進入偷過的屋子裡行竊，若屋主不加強保全系統及防盜設施，而只是換個新鎖，仍將遭受小偷的侵入，並來個大搬家而成為空屋。人體如房子，一旦遭受癌症（小偷）侵入破壞後，若不加強防疫系統（保全系統及防盜設施），僅開刀手術治療（換個鎖而已），則癌症必定再度侵襲傷害器官（小偷必再度入內偷竊破壞），屆時體內所有器官組織將被癌細胞破壞殆盡，此時命則休矣（如小偷再度行竊，令屋子空無一物）。

　　所以，肉體與人，若能徹底改變為天然健康的飲食生活習慣及豁達的思想觀念，方是防癌治癌抗病健身的不二法門矣！

正德醫院蓋建全國第一家
【正德僧伽癌症中西醫院】啟事

◆說明

正德醫院將投入數億元龐大經費，以五年時間於高雄縣蓋建全國第一家出家人療病淨地的中西癌症醫院，將聘請最好的醫師，以最上等醫藥，最精良醫療設備，於特定時間免費看診治療全國出家人之病痛，並以自然飲食療法配合中西醫藥，治療僧眾及一般民眾各種癌症重病為宗旨。

◆正德僧伽中西醫院建院緣起：

一、佛住世時有一名醫耆婆，專治佛陀出家眾之病痛，令出家弟子修行無礙，開悟證道，皆得於各地輔佐佛陀弘法渡眾。本院秉持耆婆精神，將於高雄縣蓋建全國第一家規模最大，專門看診治療癌症重病的「正德僧伽癌症醫院」，將以高薪聘請全國醫術最優良的仁心醫師，調配最高貴的藥材，購置最先進的精密醫療器材，廣大治療全國出家僧眾疾病，令出家僧眾皆享有健康色身，修行悟道，能於各地弘法渡眾，令佛日增輝，國家社會更安康祥和。

二、觀現國內出家僧眾，長期處於污染的環境濁世當中，為弘法利生而忘軀，不幸得染重病癌症者越來越多，本院創辦人常律法師，本著慈悲護僧之心，念茲在茲，即發願建立一間專門於特定時間看診出家眾病痛的中西醫院，令出家人得有一清淨的治病淨地，

隔除與俗人同一時間看病之窘困，以維護僧眾淨戒之身心，而得安心治病，並能受到最優良貼心的醫療照顧，期得早日康癒，以利弘法。

　　三、建立自然食療治癌中心，現台灣得癌往生人數比例甚高，造成很多不幸家庭，有鑑於此，本院將附設食療治癌中心，以天然食物配合中西醫及宗教三種方式，治療癌症患者，本院相當自信，以正德慈善醫院行醫多年經驗，正德治癌中心定能治癒廣大癌症患者，亦是本院蓋建中西僧伽醫院之主要宗旨。

　　◆正德僧伽中西醫院醫療設備特點：

　　一、設有癌症重病住院套房：供需長期食療之癌症重患者住院。

　　二、設有大佛堂：供病患者打坐念佛，聽經聞法請法，以達宗教治心病之效。

　　三、設有圖書館：供病患者、讀閱書籍，及一般學生讀書。

　　四、設有健康天然素食餐廳：提供病患最營養最清潔的素食，以達食療之效。

　　五、設有茶藝館：供病患與信眾談心喝茶，以達舒解精神之效。

六、設有健身房及SPA水療室：供病患者運動健身按摩，以達物理治療之效。

七、中醫設有：內科、骨科、針灸科、磁波電療科、推拿科、肝腎科、胃腸科、腫瘤科、婦科。

八、西醫設有：家醫科、內科、心臟科、肝腎科、胃腸科、牙科、眼科、耳鼻喉科、婦科、皮膚科、腦神經科。洗腎室，X光室，核子共振照射室，病理檢驗室，營養調配室。

◆正德僧伽中西醫院採取歐美醫療制度的看診住院辦法：

一、本癌症醫院看診或住院治療，出家人全部免費，在家人隨意捐醫藥費，本院設置出家病房及在家病房，並於特定時間看診出家人，以維護僧眾身心之清淨，並免費提供民眾收費昂貴的癌症檢測。

二、本院看診採預約掛號，不得隨掛隨看，以節省患者等待時間，免除院內感染病菌危機。

◆本院發起萬人萬元捐助建院基金運動：

各位會員信眾，大家應知，今天師父要蓋建「正德僧伽癌症醫院」是具相當歷史意義及大功德的聖事，佛陀於四十二章經言：「供養出家眾一人功德，勝過供養在家眾百萬人之功德」，亦即治癒

一位出家人疾病之功德，勝過治癒一百萬個在家人疾病之功德，其意義甚大，佛又曰：「諸功德中，看病施藥功德最大」

由此可見，捐建僧伽中西醫院建院醫藥基金之功德，可謂無量無邊，眾等應發心捐助建院基金一人一萬元，可分十期捐繳，或捐醫藥基金一月一百元，期能早日建立正德僧伽醫院，並能長期維護醫院龐大開銷，護持僧寶色身健康，得以廣渡十方眾生，向善學佛，國豐民安，願眾等發心共造此無量大功德。

捐助建院基金一萬元可贈送一尊水晶埔里大佛像，並刻名於醫院內大理石功德碑，以資紀念。

捐助建院基金二萬元可贈送一塊觀世音純金吉祥金牌，並刻名於大理石功德碑，以資紀念。

欲發心參加正德長期醫藥愛心會員，可向正德全國各院電話報名參加。

贊助者請劃撥郵政帳戶：正德佛堂 帳號：42150839，功德無量。

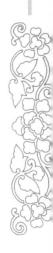

國家圖書館出版品預行編目資料

抗癌／常律法師編著.
初版－－ 台北市：宇河文化出版；
紅螞蟻圖書發行，2005〔民 94〕
面　　　公分，－－(健康百寶箱；55)
ISBN 957-659-496-0 (平裝)

1. 癌　2. 飲食
415.271　　　　　　　　　　　94006350

健康百寶箱 **55**

抗癌

編　　著／常律法師
發 行 人／賴秀珍
總 編 輯／何南輝
文字編輯／林芊玲
美術編輯／陳慧欣
出　　版／宇河文化出版有限公司
發　　行／紅螞蟻圖書有限公司
地　　址／台北市內湖區舊宗路二段 121 巷 19 號(紅螞蟻資訊大樓)
網　　站／www.e-redant.com
郵撥帳號／1604621-1　紅螞蟻圖書有限公司
電　　話／(02)2795-3656 (代表號)
傳　　眞／(02)2795-4100
登 記 證／局版北市業字第 1446 號
法律顧問／許晏賓律師
印 刷 廠／卡樂彩色製版印刷有限公司
電　　話／(02)2985-8985．2989-5345
出版日期／2005 年 8 月　第一版第一刷
　　　　　2014 年 12 月　第一版第四刷

定價 280 元

ISBN 957-659-496-0　　　　　　　　**Printed in Taiwan**